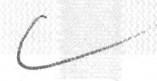

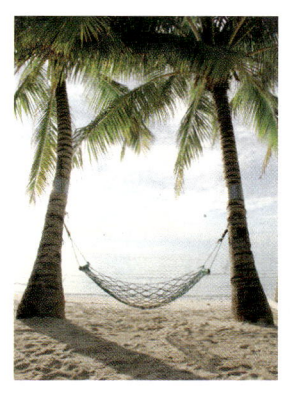

Hans Kreis

Das große Geheimnis der kleinen

(Espresso-) Pause

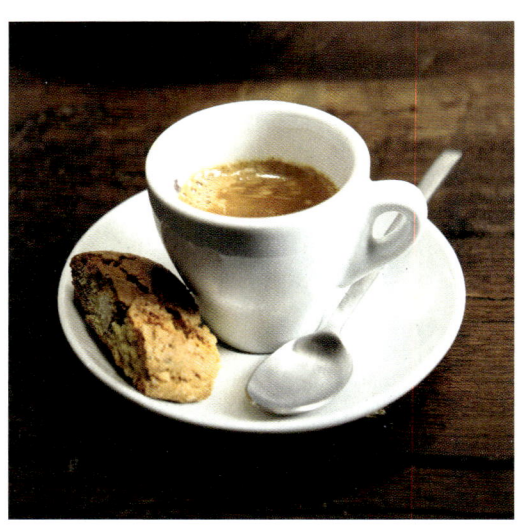

Inhalt

Über den Autor

Hans Kreis baute innerhalb weniger Jahre eines der erfolgreichsten Unternehmen in der Kommunikationsbrache auf. Auf dem Höhepunkt seiner Karriere verkaufte er seine Firma und ist seit dieser Zeit ein gefragter Coach und Autor mehrerer erfolgreicher Bücher. Das von ihm entwickelte Visions-Coaching, das auf die Kraft der Sehnsucht und der Achtsamkeit ausgerichtet ist, wird mittlerweile selbst im klinischen Kontext eingesetzt. Der Pausenprofi Hans Kreis weiß nicht nur aus seiner Arbeit mit Leistungsträgern, sondern auch aus eigener Erfahrung, wie wichtig die kleine Pause für das persönliche Lebensglück ist. Er lebt und arbeitet in Italien und Deutschland.

Einleitung

Mal wieder richtig auftanken, der täglichen
Routine im Urlaub oder gar in einem Sabbatjahr
entfliehen ... Wer kennt sie nicht, diese Sehnsucht nach einem Ausstieg auf Zeit, um Atem
zu holen und wieder Kraft zu schöpfen?

Doch wer kann sich in unserer schnelllebigen
Zeit schon große Pausen leisten?

Meine Zauberformel heißt darum: die kleine
Pause, die sich jeder leisten kann! Denn es geht
nicht um die Länge sondern um die Qualität.
Richtig dosiert und zur rechten Zeit eingenommen,
ist die kleine Pause die beste Medizin für
mehr Kraft und Lebensfreude.

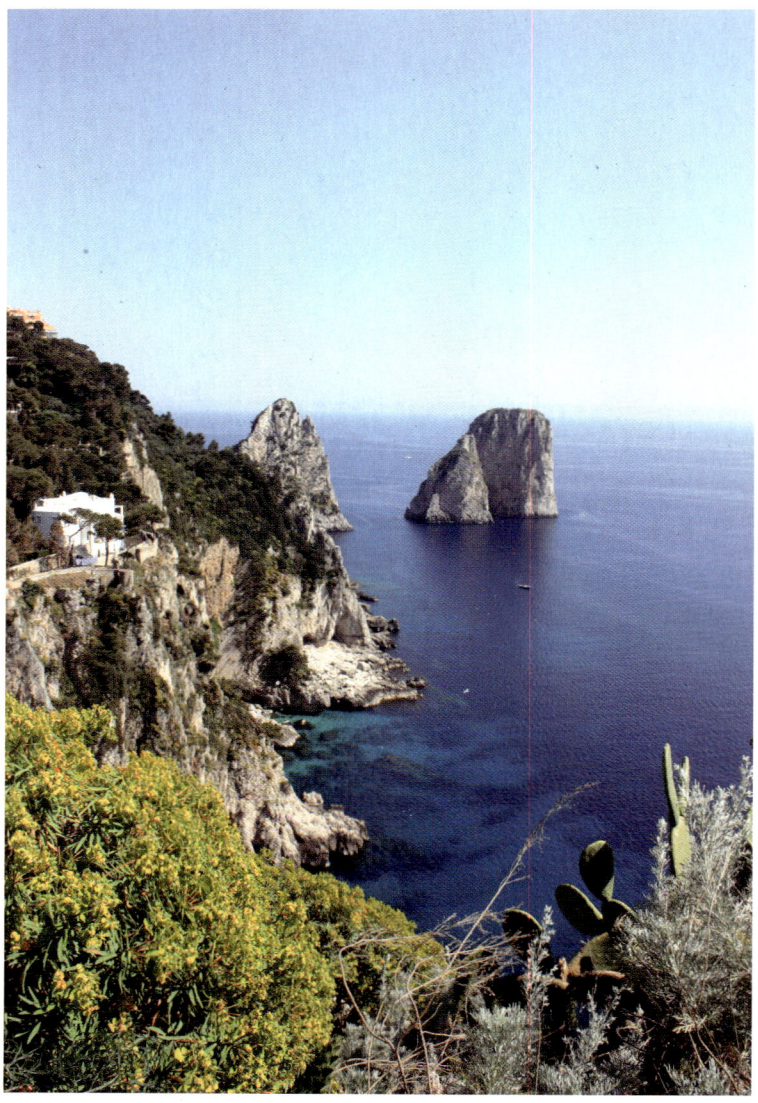

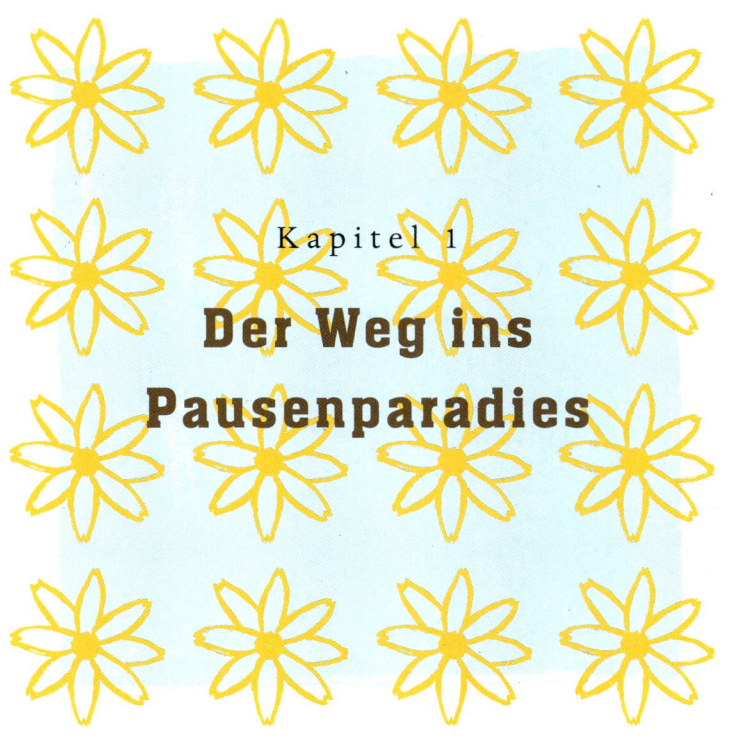

Kapitel 1

Der Weg ins Pausenparadies

Wenn Sie sich gestresst fühlen, sind Sie nicht mehr Herr im eigenen Haus.

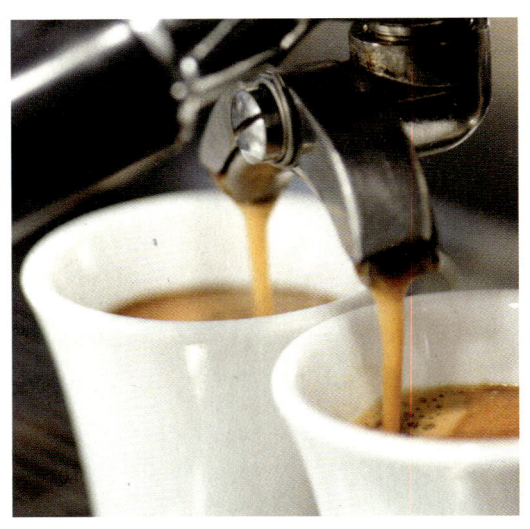

Die Lösung
des Problems ist
einfach, wie
alles Geniale.

Es geht um den rechten Umgang mit...

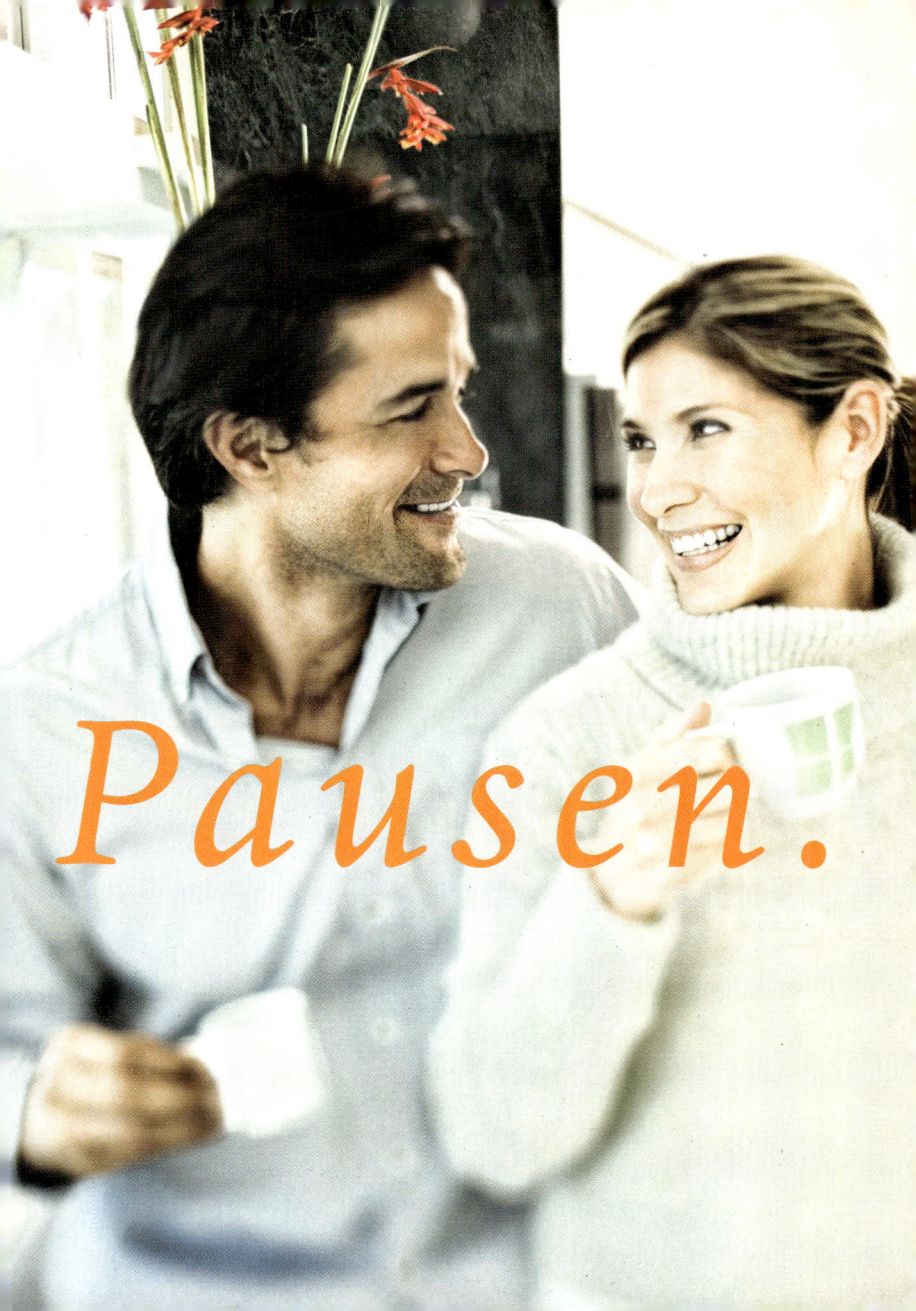

Pausen.

Der Weg ins verlorene Pausenparadies

Ein Sabbatjahr zu nehmen oder den Jakobsweg zu gehen, können sich nur wenige leisten. Aber diese großen Pausen sind nicht der einzige Weg, um wieder Kraft und innere Ruhe zu finden.

Der Schatz, den seit alters her Menschen in ihren Auszeiten zu finden meinen, versteckt sich nicht nur in großen Pausen, sondern vor allem in den kleinen Pausen zwischendurch.

Kleine Espressopausen, klug in den Alltag integriert, können leicht zum Jakobsweg der gestressten oder suchenden Menschenseele werden.

Wie Sie damit mehr Sinn, Lebensfreude und Gesundheit finden, zeigt Ihnen dieses Buch.

Mach mal Pause!

„Schon kleine Pausen
verlängern Ihr Leben.
Richtig dosiert, schenken
sie Ihnen ein Leben
voller Gesundheit, Liebe
und Glück."

Wie einfach sich das aus dem Autoradio anhörte, noch dazu, weil die Stimme im Radio meine eigene war. Es lag schon ein paar Tage zurück, seit ich dem Sender dieses Interview gegeben hatte, und immer noch war ich unterwegs oder beantwortete auf Vorträgen, in Workshops und auf Seminaren Fragen, die ich mir selbst auch öfter stellen sollte: Wie komme ich aus meinem pausenlosen Hamsterrad? Was kann ich tun, wenn ich so nicht mehr länger weitermachen kann?

Wie entkomme ich meinen eigenen Pausenfallen, also den Pausen, die nur eine andere Art von Arbeit sind?

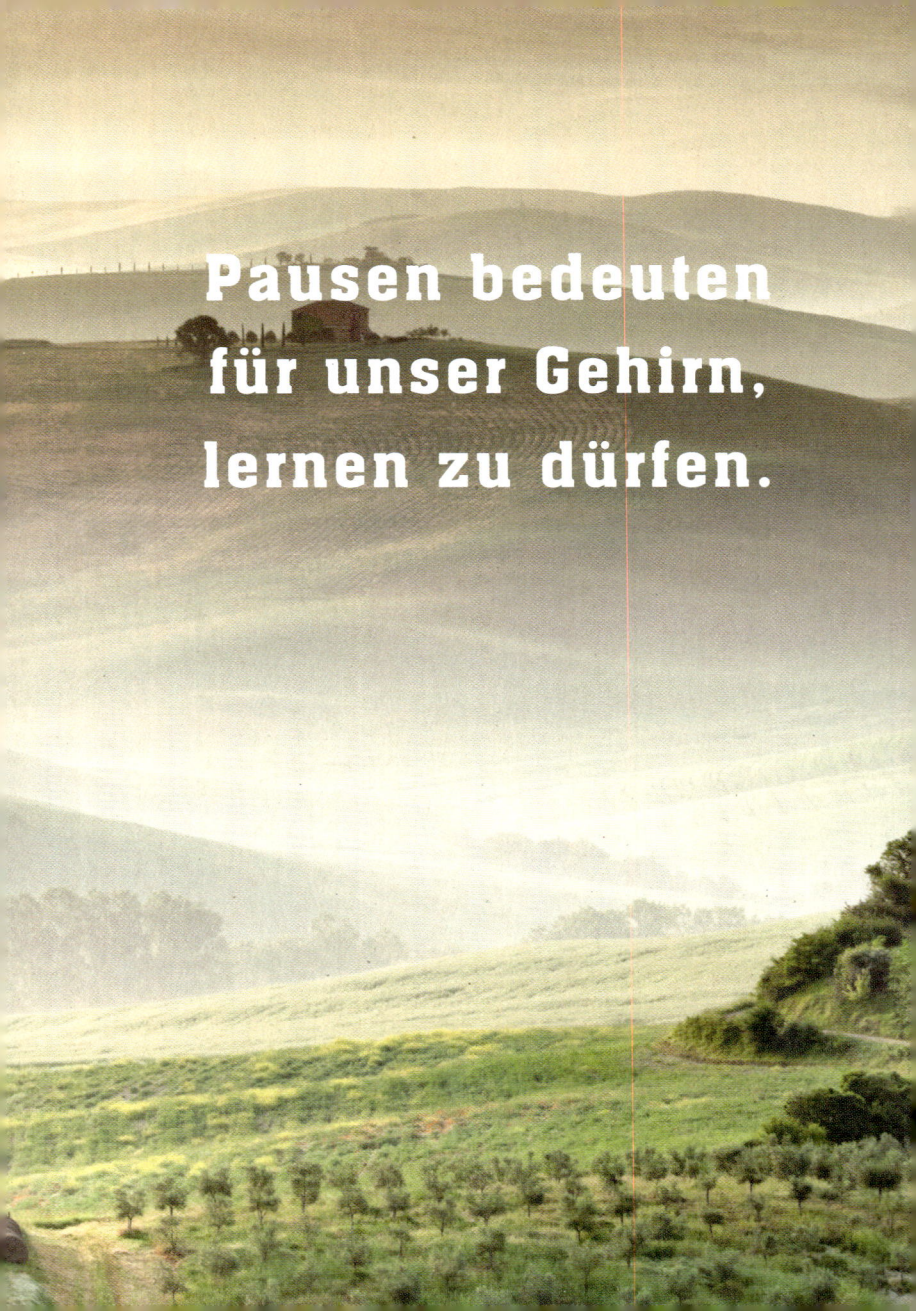

Pausen bedeuten
für unser Gehirn,
lernen zu dürfen.

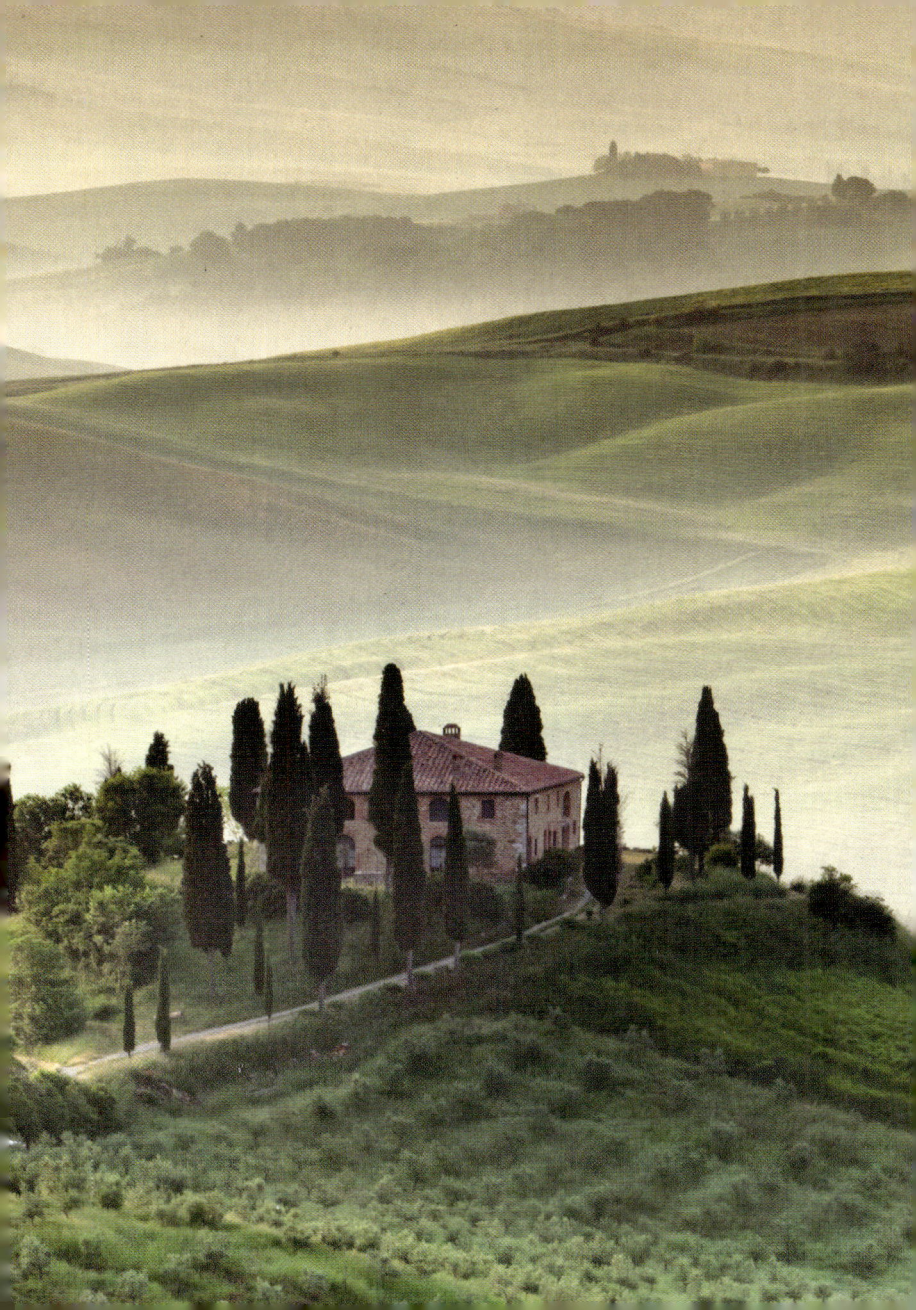

Die kleine Pause im Alltag entdecken

Neun von zehn erfolgsorientierten Menschen stecken in Sinnkrisen und arbeiten am Limit. Viele Milliarden Euro kostet der pausenlose Stress unsere Gesellschaft. Unser gehetzter Lebensstil wird für uns alle bald unbezahlbar sein. Viele ehemalige Manager weinen in den Klinikgängen ihrem verlorenen Leben nach.

„Starke Schneetreiben
führen, zusammen mit
dem Rückreiseverkehr
aus den Skigebieten, zu
chaotischen Verkehrs-
verhältnissen."

Sollen so Pausen aussehen?

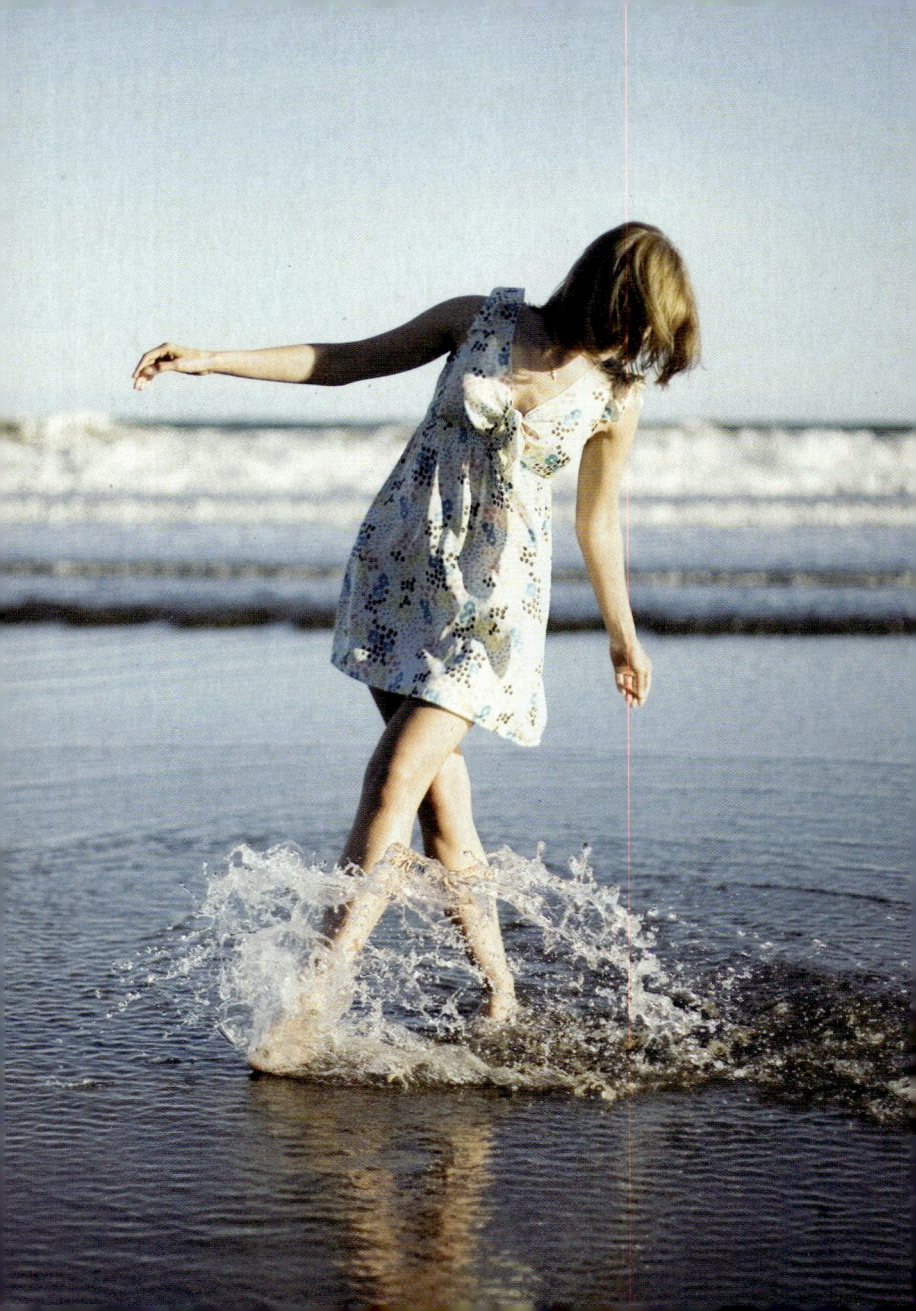

Oder sollen Pausen
Unterbrechungen sein, um für
den Alltag wieder Kraft
zu schöpfen, damit neue
Gedanken möglich werden?
Ist der selbst gewählte
Freizeitstress eine Möglichkeit,
Kräfte zu sammeln?

Pause Nr. 1

Das Erinnern

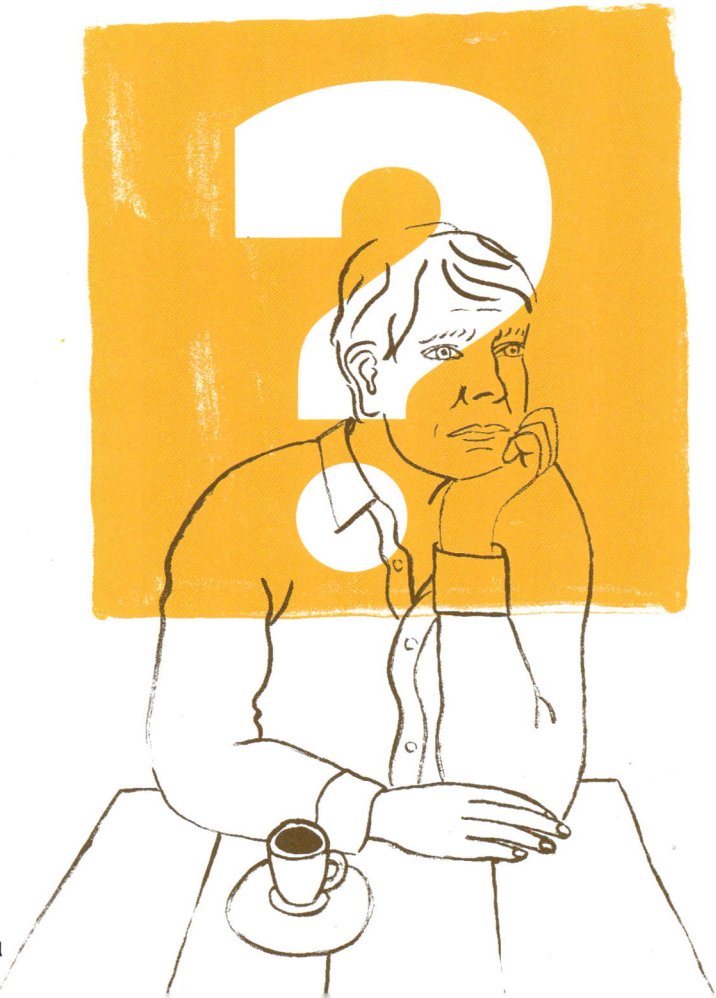

21

Bevor Sie jetzt weiterlesen, bitte ich Sie, für einen Augenblick innezuhalten und sich bewusst zu machen, wann Sie zuletzt wirklich Pause gemacht haben. Wo haben Sie diese Pause verbracht? Wie lange hat sie gedauert? Wie haben Sie sich dabei gefühlt? Vielleicht können Sie sich auch an andere Pausen erinnern, vielleicht sogar an einige, die schon länger zurückliegen.

Da gab es ganz sicher welche, die Ihr Leben bereicherten oder es sogar verändert haben.

Fallen Ihnen auch Pausen ein, die Ihnen das Gefühl gaben, etwas versäumt oder eine Gelegenheit nicht ergriffen zu haben?

Das Erinnern

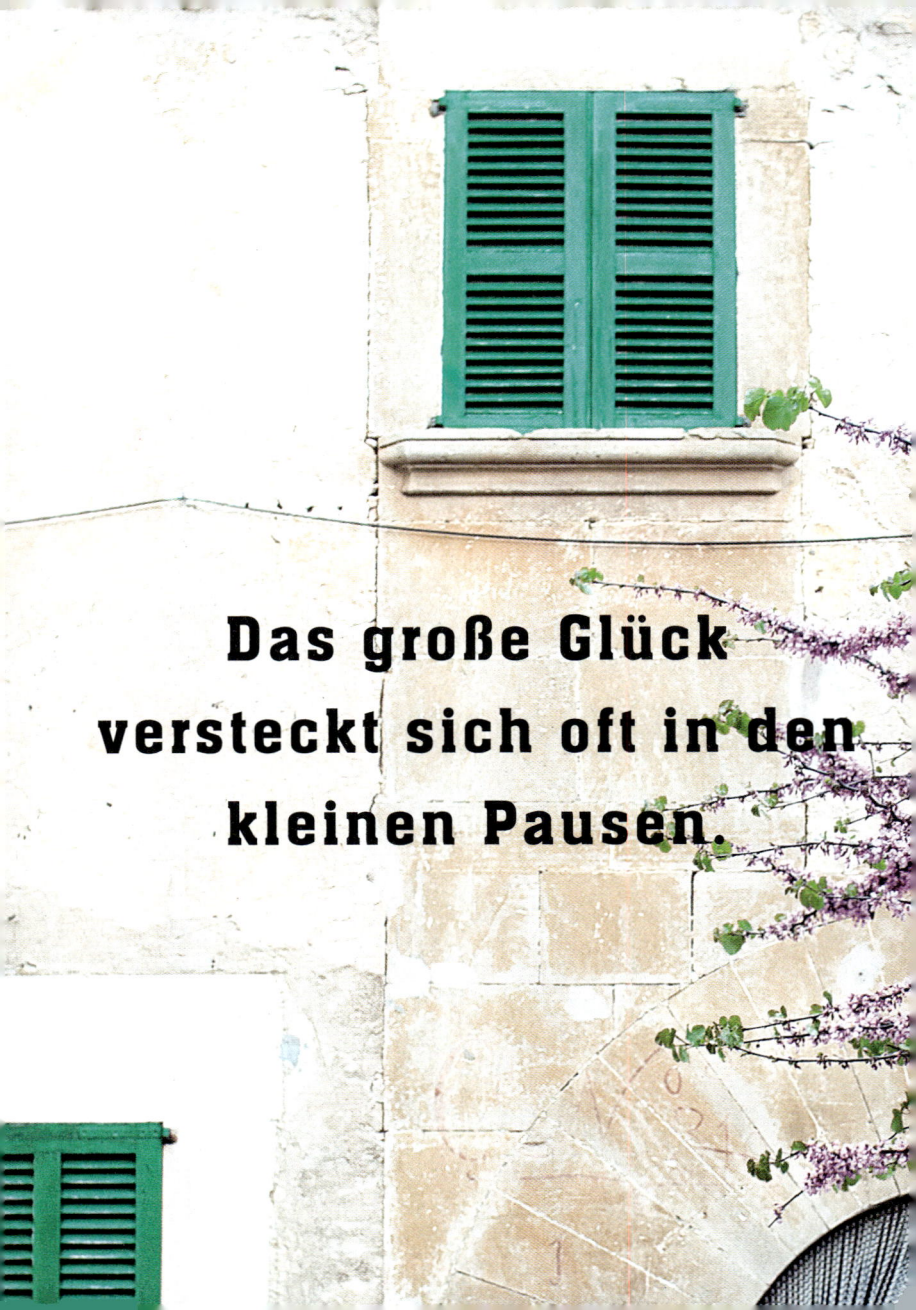

Das große Glück
versteckt sich oft in den
kleinen Pausen.

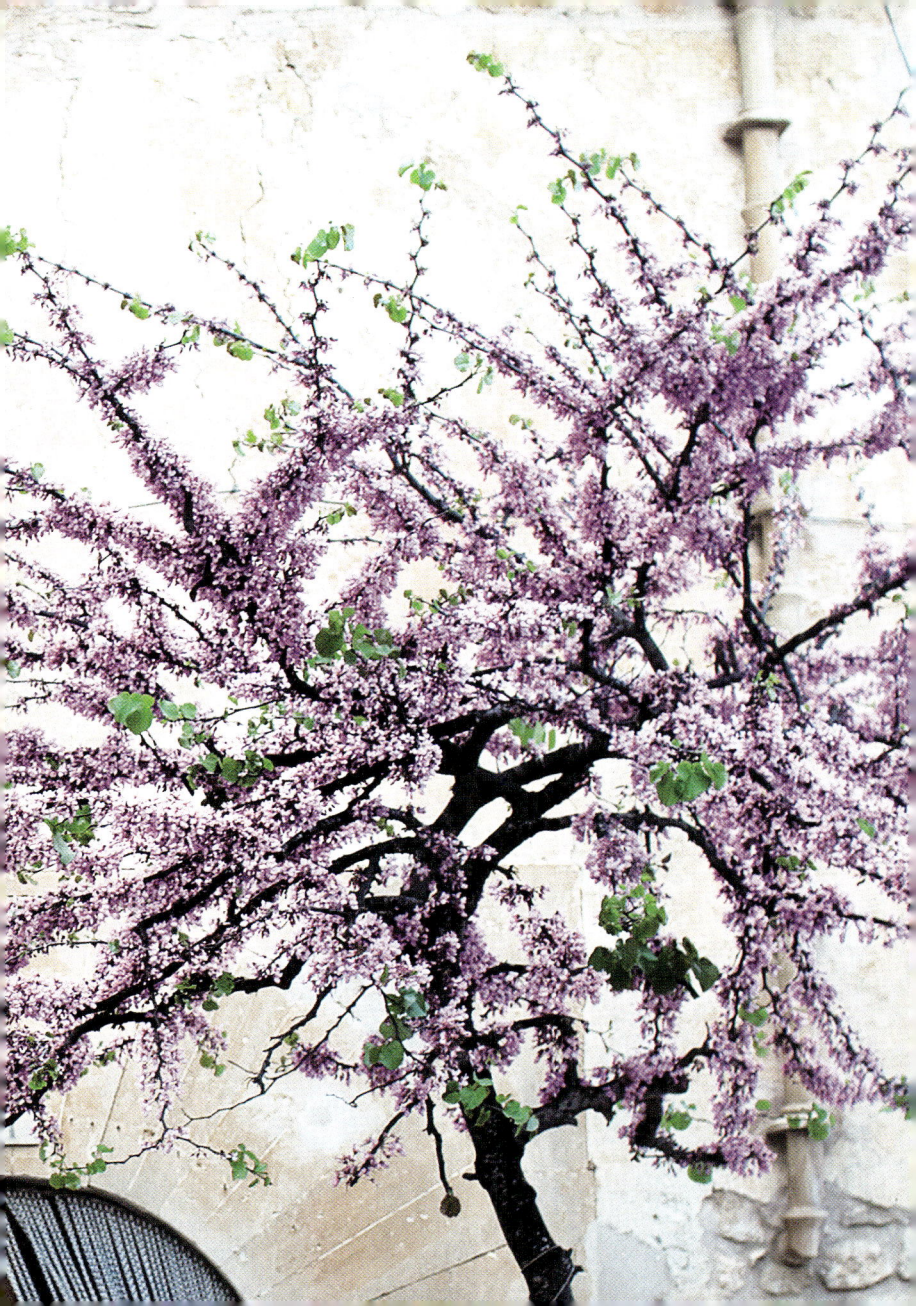

Das Geheimnis der kleinen Pausen ist so alt wie wir selbst

Schon als Babys lernen wir, unser Leben nach einer inneren Pausenuhr auszurichten. Wenn Babys genug von all dem haben, was ihnen an Reizen von Mama oder Papa entgegenkommt, dann ist für sie ganz plötzlich Schluss mit lustig. Die kleinen Pausenprofis wenden sich spontan ab und zeigen selbst der Lieblingsoma nur noch die kalte Schulter. Sie holen sich, was sie wirklich brauchen: *Ruhe!*

Nur durch
diese geheimnisvolle
und radikale Balance
von Aktivität und Ruhe
entwickeln sich die
Babys, wie es die Natur
vorgesehen hat.

Mit zunehmendem Alter verlieren Menschen diese Balance. Das Gehirn schafft es nicht mehr, alles sofort zu verarbeiten, was neu verschaltet werden will, und lässt die Arbeit einfach liegen. Erst in den Pausen holt es die liegen gebliebene Arbeit nach.

Das bedeutet, dass wir uns nur in den Pausen wirklich weiterentwickeln. Wir brauchen die kleinen und die großen Pausen, damit wir werden können, was wir werden könnten.

Besonders die kleinen Pausen zwischendurch sind für unsere Lebensfreude und Gesundheit wichtig.

Sonst geht es uns wie einem, der zwar jede Menge Post bekommt, aber nie seinen Briefkasten öffnen will.

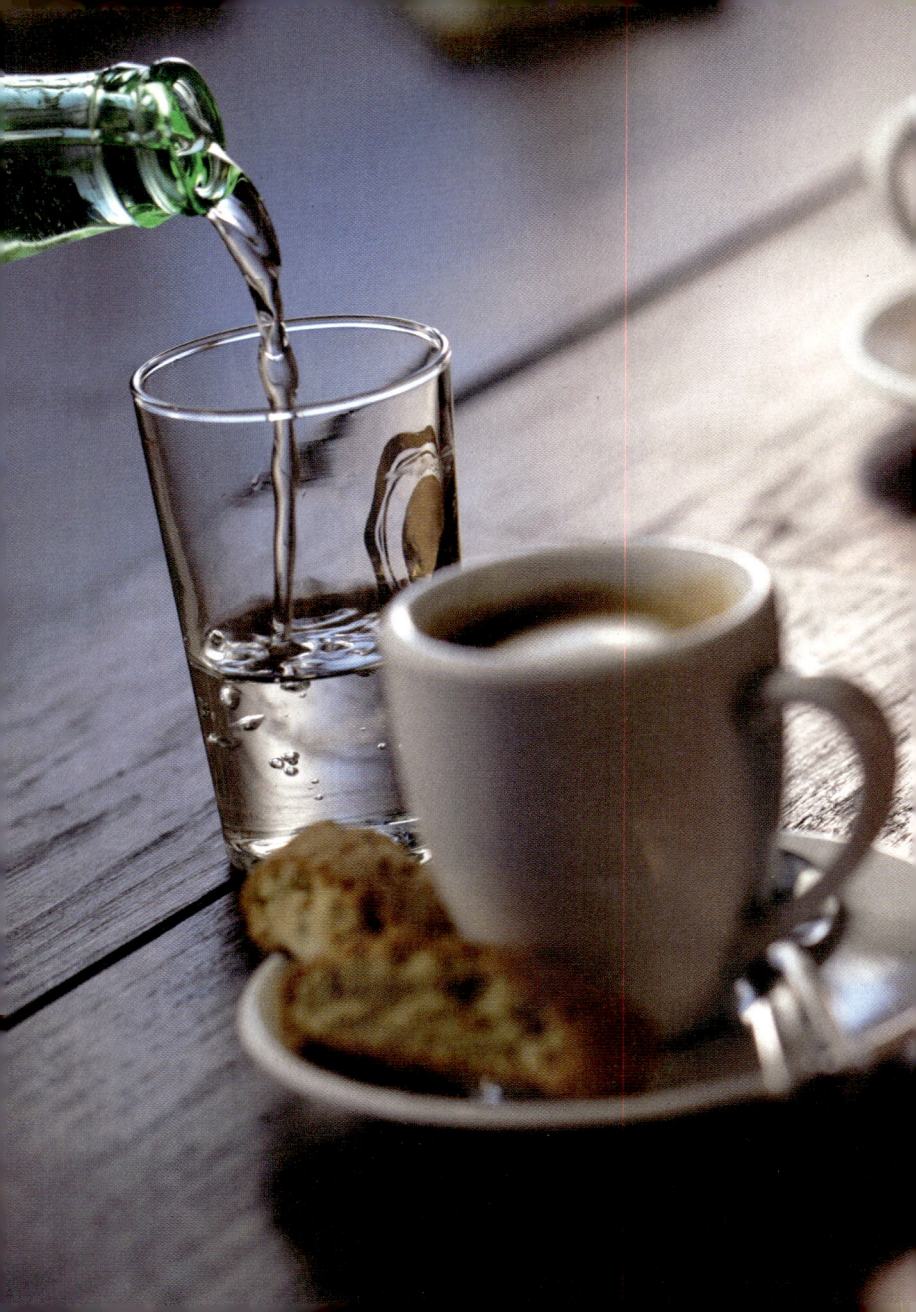

Wer sich Zeit für Pausen nimmt, der hat sie auch.

Wie glücken uns
Pausen wirklich?

Warum verlieren wir mit dem Erwachsen-
werden unsere wichtige, ganz persönliche
Pausentaktung von Aktivität und Passivität,
und zahlen dafür oft einen hohen Preis?
Warum fallen wir, obwohl wir wissen, dass
unser Lebensstil in die Katastrophe führt,
immer wieder in die alten Muster?

Wie finden wir zu einem Lebensstil,
der uns wieder glücklich macht, auch
wenn es scheinbar unmöglich scheint?

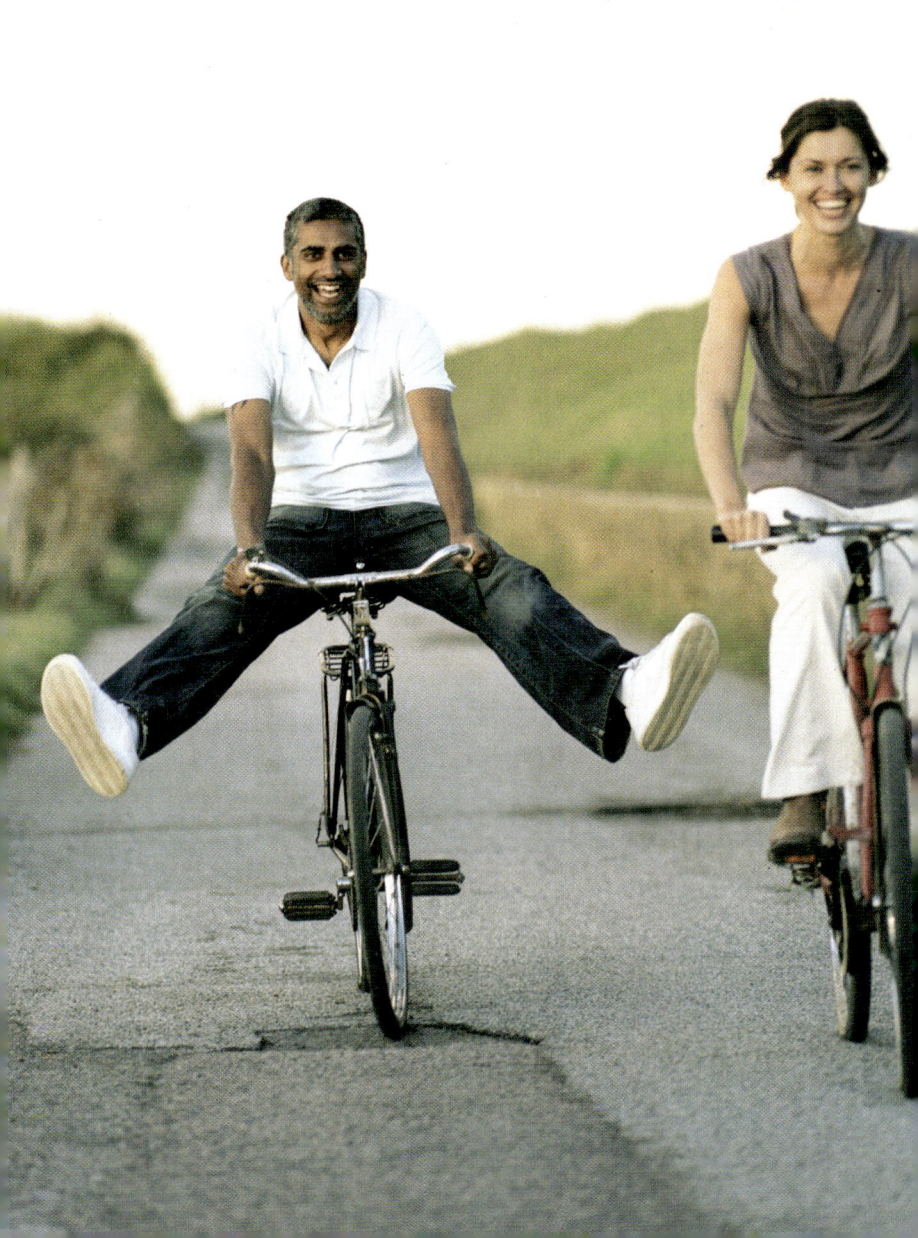

Das Wahrnehmen

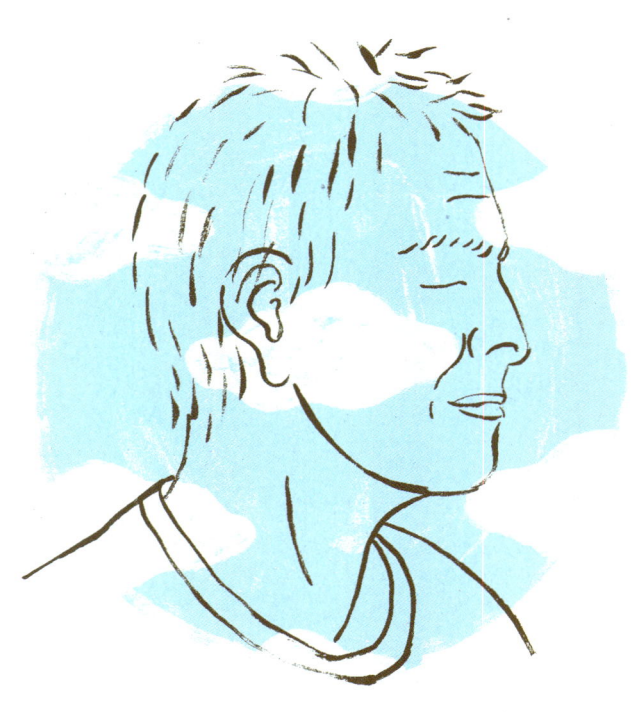

Einatmen ... Pause ... Ausatmen

Beobachten Sie bei Ihrer nächsten kleinen Pause Ihre Atmung. Zwischen dem Ausatmen und dem Einatmen gibt es eine kleine Atempause.

Können Sie diese Atempause wahrnehmen? Wenn nicht, dann atmen sie einmal ganz bewusst aus, so lange, bis Sie das Gefühl haben, ganz frei für das Einatmen zu sein. Bevor Sie jetzt die neue Luft einlassen, genießen sie den Augenblick davor. Das ist die kleine Atempause.

In dieser kleinen Atempause ist Zeit, um Ruhe und Kraft zu schöpfen. Probieren Sie diese einfache Übung beim Reden, beim Zuhören, beim Warten aus. Überall dort, wo es für Sie passt.

Das Wahrnehmen

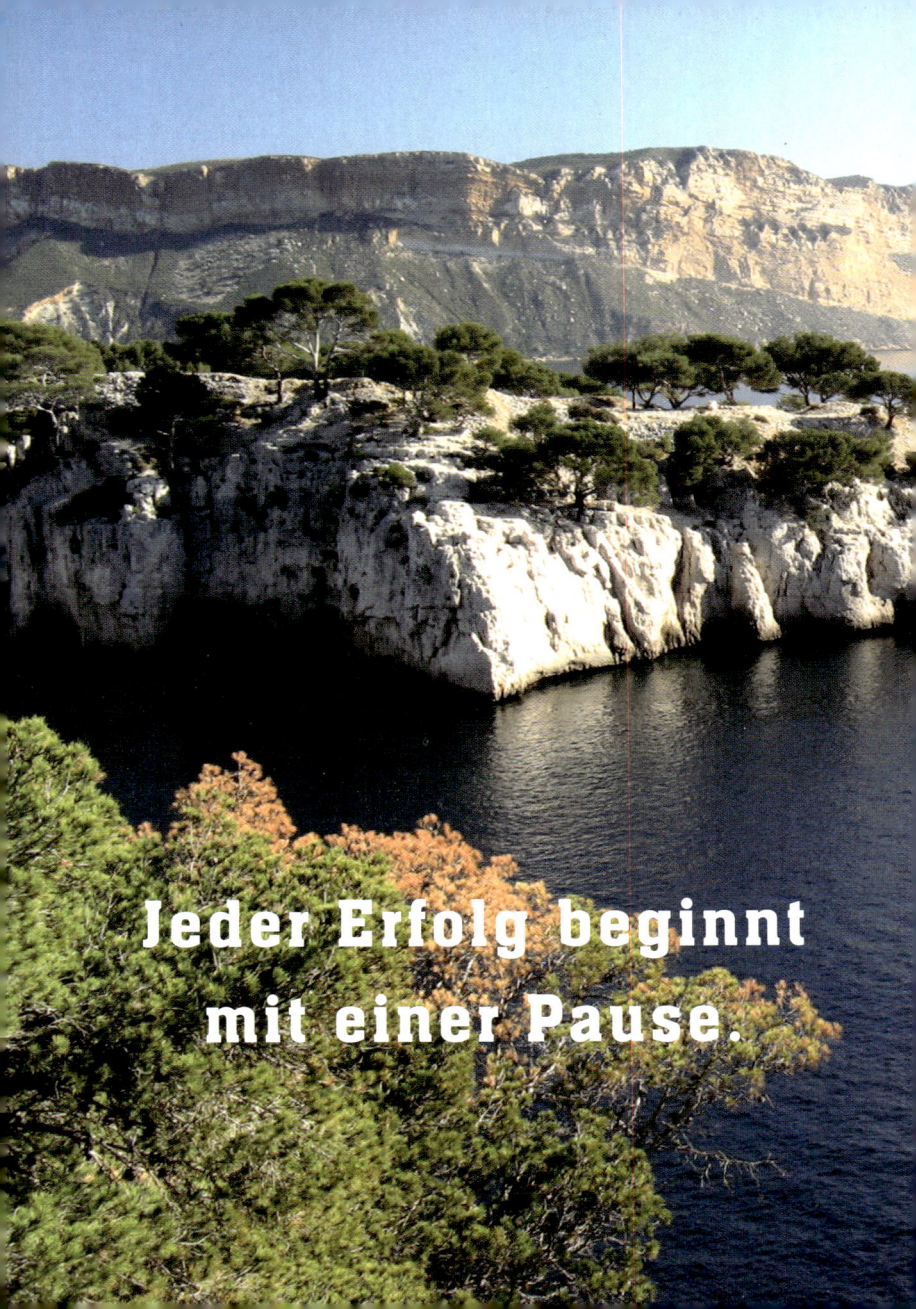

Jeder Erfolg beginnt
mit einer Pause.

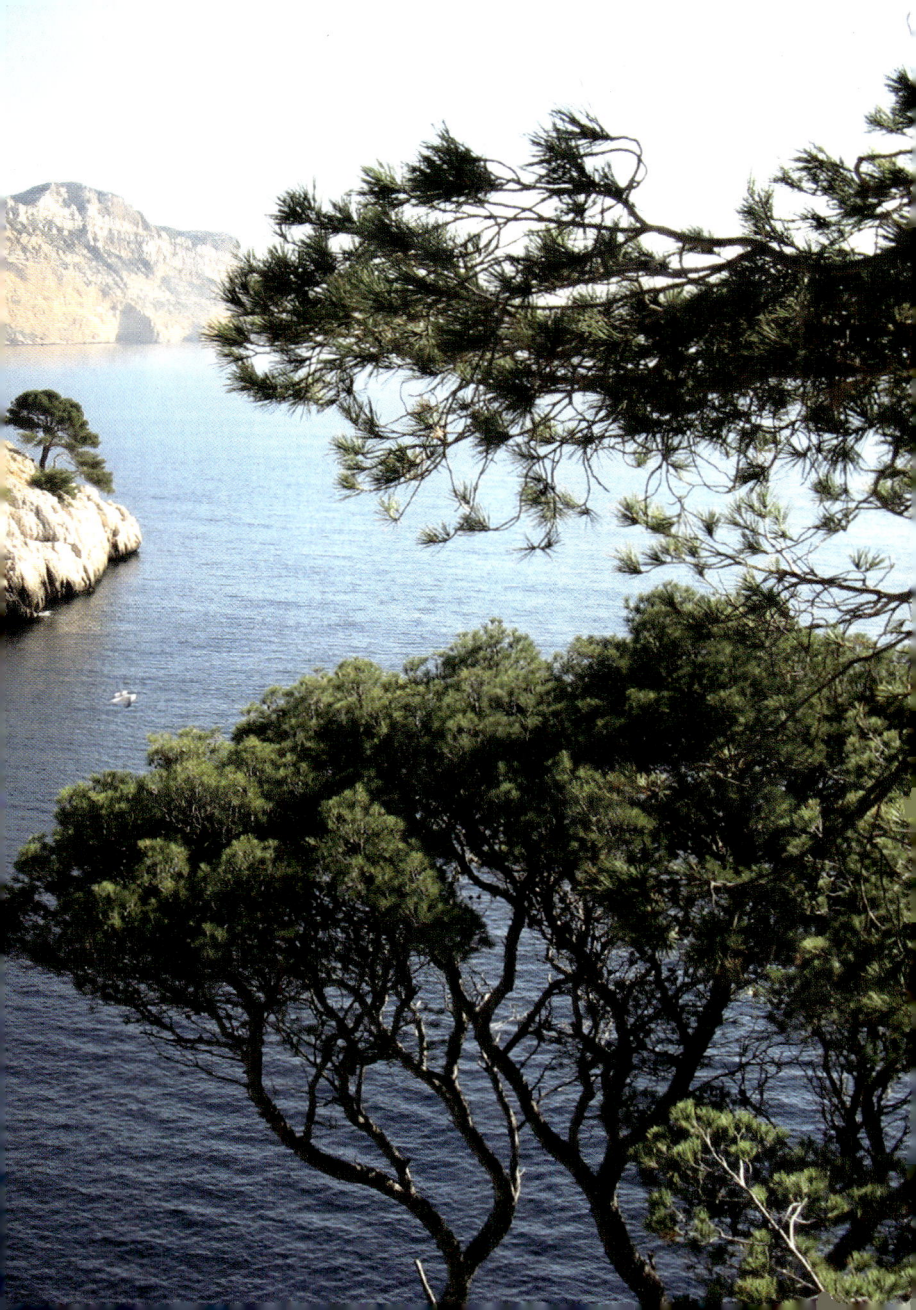

Pausieren lernen ist nicht schwer

Ein Stau?

Hören Sie auf Ihren Atem!

Eine Elefantenrallye zwischen zwei Schwerlastern?

Genießen Sie die Entschleunigung!

Ein Drängler?

Üben Sie das Ausatmen!

Eine Vollbremsung?

Beobachten Sie, wie Ihr Atem nach dem Stocken wieder zu fließen beginnt.

Eine Umleitung?

Was für eine Gelegenheit für neue Entdeckungen!

Das Kraftbild

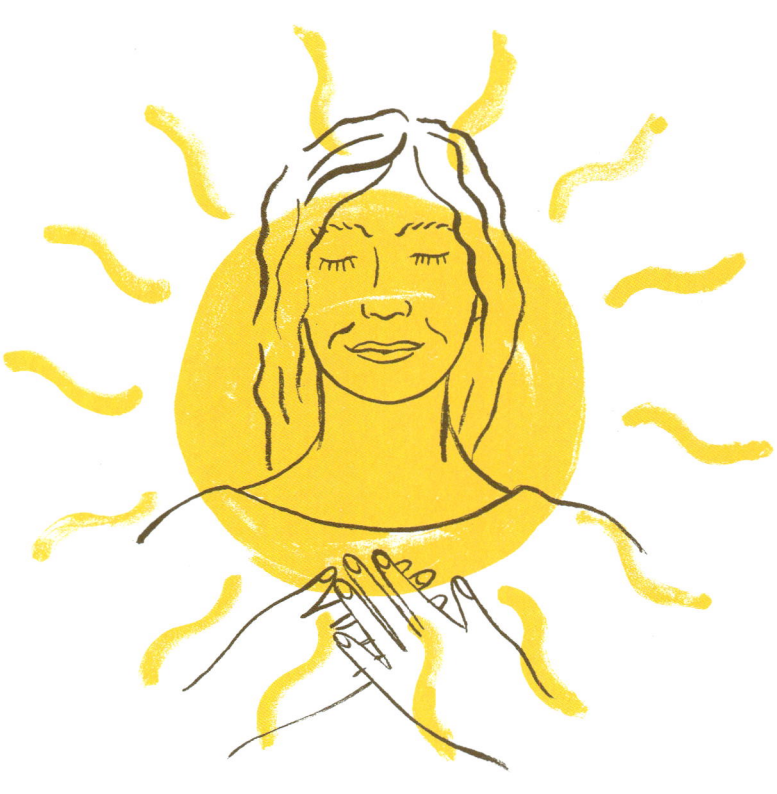

Alles, was Sie über Pausen wissen müssen, ist in Ihrem Körper gespeichert. Sie brauchen also nur die Sprache Ihres Körpers zu verstehen.

Erinnern Sie sich an eine Zeit, die Sie heute noch mit Freude und Dankbarkeit erfüllt.

Versuchen Sie, sich die Gefühle bewusst zu machen. Wo spüren Sie diese Gefühle am deutlichsten? Legen Sie die Hand auf diese Körperstelle und lassen Sie dann Ihren Atem tief in diese Stelle hineinfließen. So leicht geht verankern. Wenn Sie sich ab jetzt gute Gefühle herzaubern wollen, brauchen Sie nur Ihre Hand ein paar Minuten auf diese Stelle zu legen, und Sie fühlen sich wie damals, als Sie noch ein Pausenprofi waren. So können Sie in Zeiten seelischer Not auf diese Bilder zurückgreifen.

Das Kraftbild

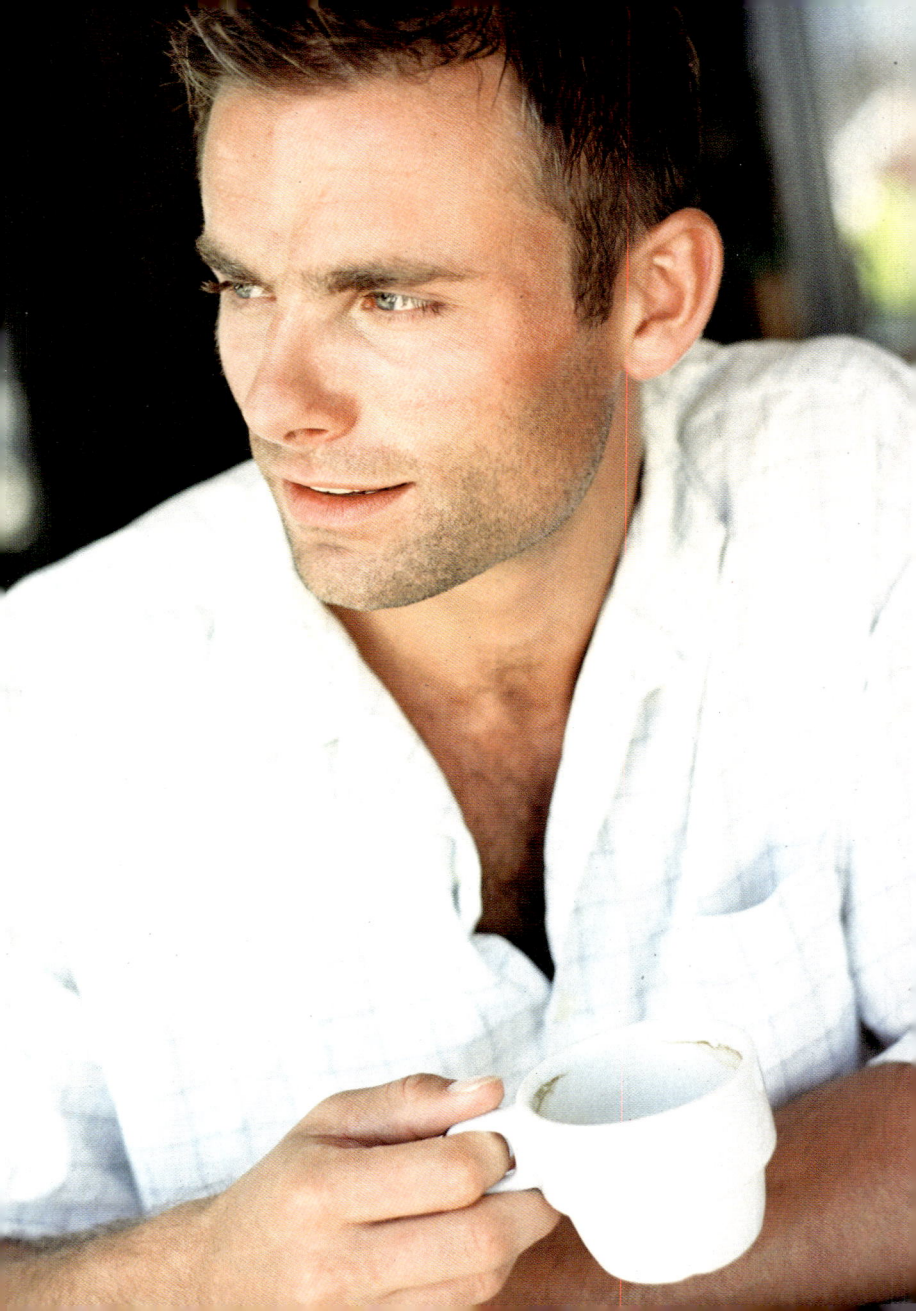

Pausen zeigen uns, was wirklich ist.

Das Verwurzeln

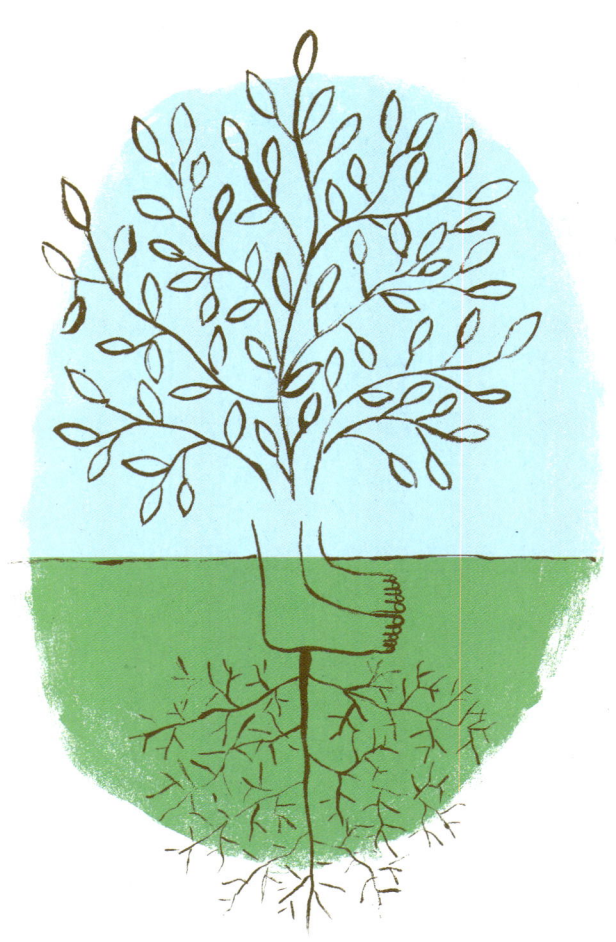

Konzentrieren Sie sich ausschließlich auf Ihre Fußsohlen. Atmen Sie ganz langsam in die Fußsohlen hinein. Dann stellen Sie sich vor, dass mit jedem Atemzug feine Wurzeln aus Ihren Fußsohlen wachsen. Durch diese gedachten Wurzeln fließen all die Aufregung, der Stress hinaus.

Dann konzentrieren Sie sich auf das Einatmen.

Erleben Sie jetzt, wie mit jedem Einatmen durch die Wurzeln frische Kraft in Ihren Körper fließt.

Spüren Sie, wie Sie sich auf diese einfache Weise immer mehr verwurzeln, und genießen Sie dieses Verwurzeltsein mit jedem bewussten Atemzug.

Das Verwurzeln

**Jede kleine Pause belohnt
Sie mit einem Geschenk,
das nicht zu fassen, aber
deutlich zu spüren ist.**

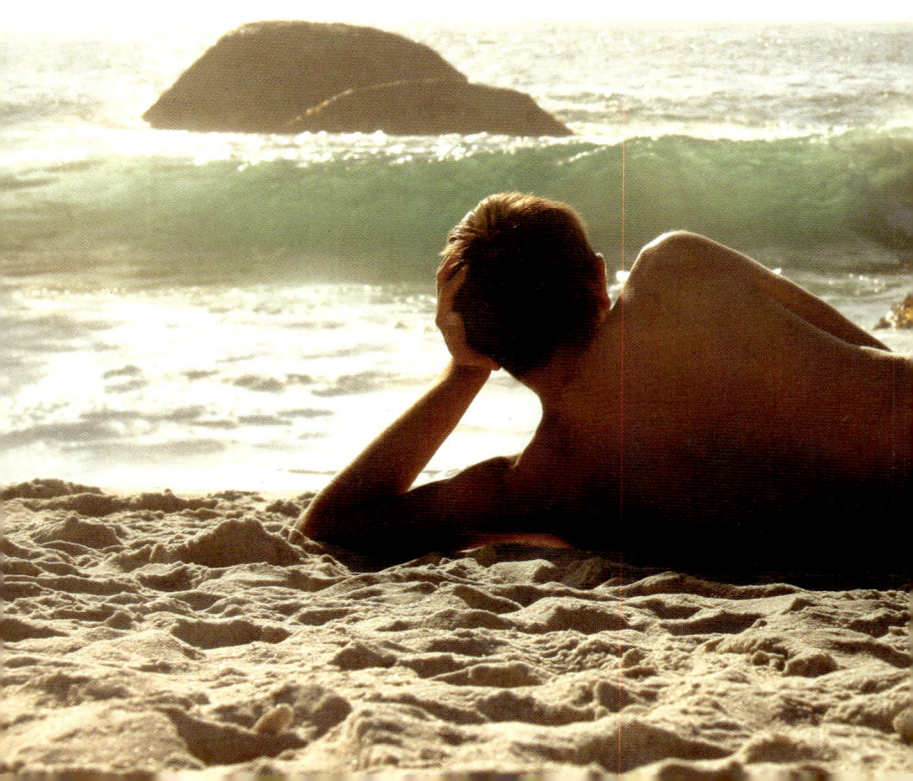

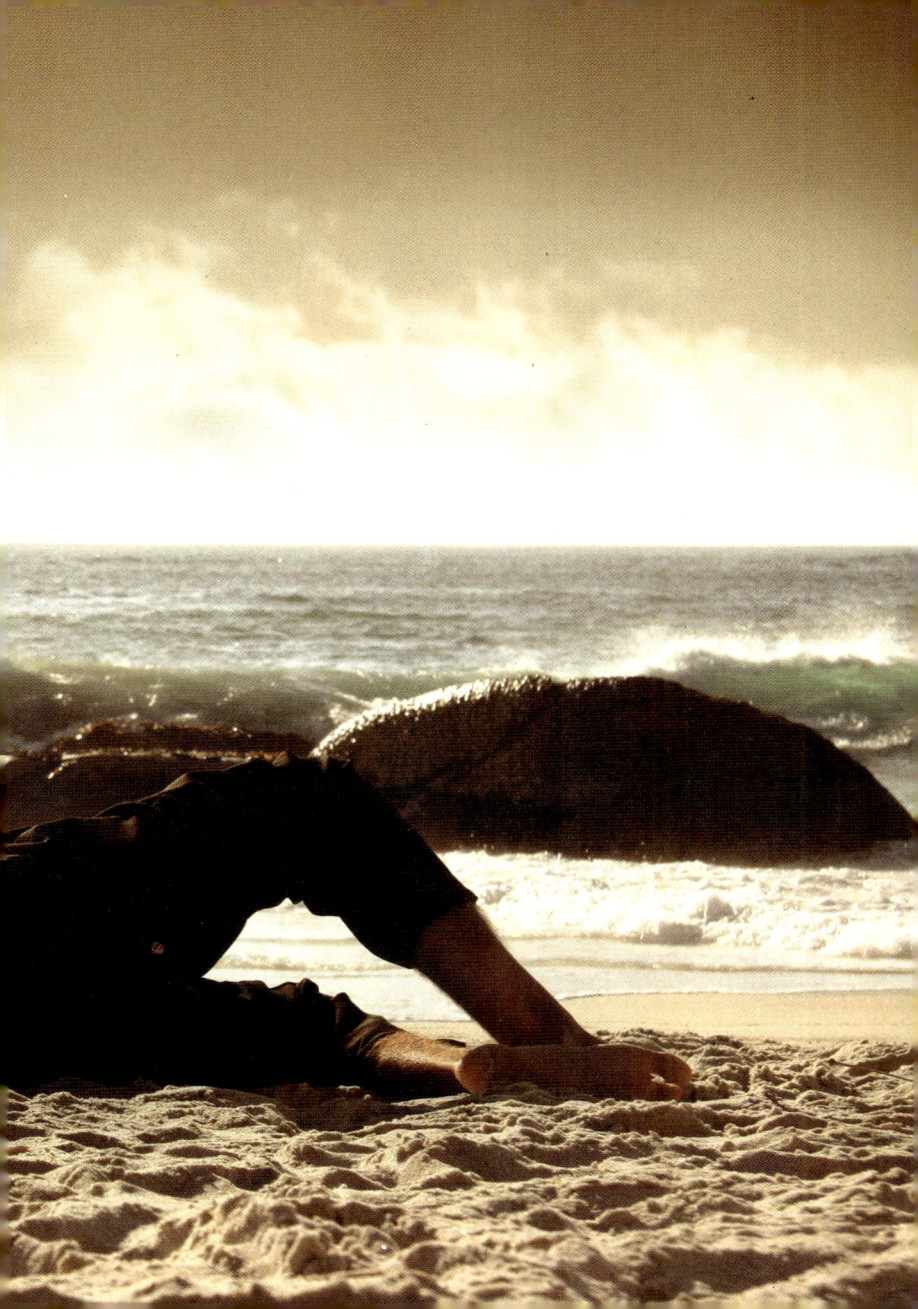

Pause Nr. 5

Das Innehalten

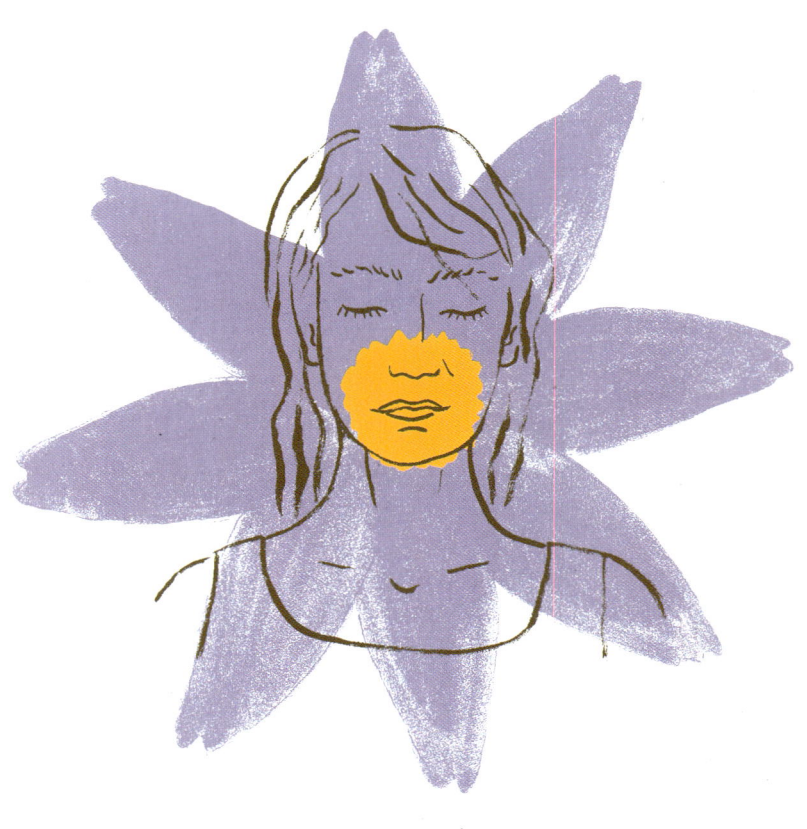

Erlauben Sie sich ein paar Minuten Stille.

**Fragen Sie in diese Stille hinein:
Was ist meine größte Sehnsucht?**

*Wenn andere Gedanken Sie von der Antwort
ablenken wollen, ist Ihre Aufgabe nur, diese Frage
so oft zu wiederholen, bis die Antwort kommt.*

**In der Wertschätzung zeigt sich
der Wert Ihres Schatzes.**

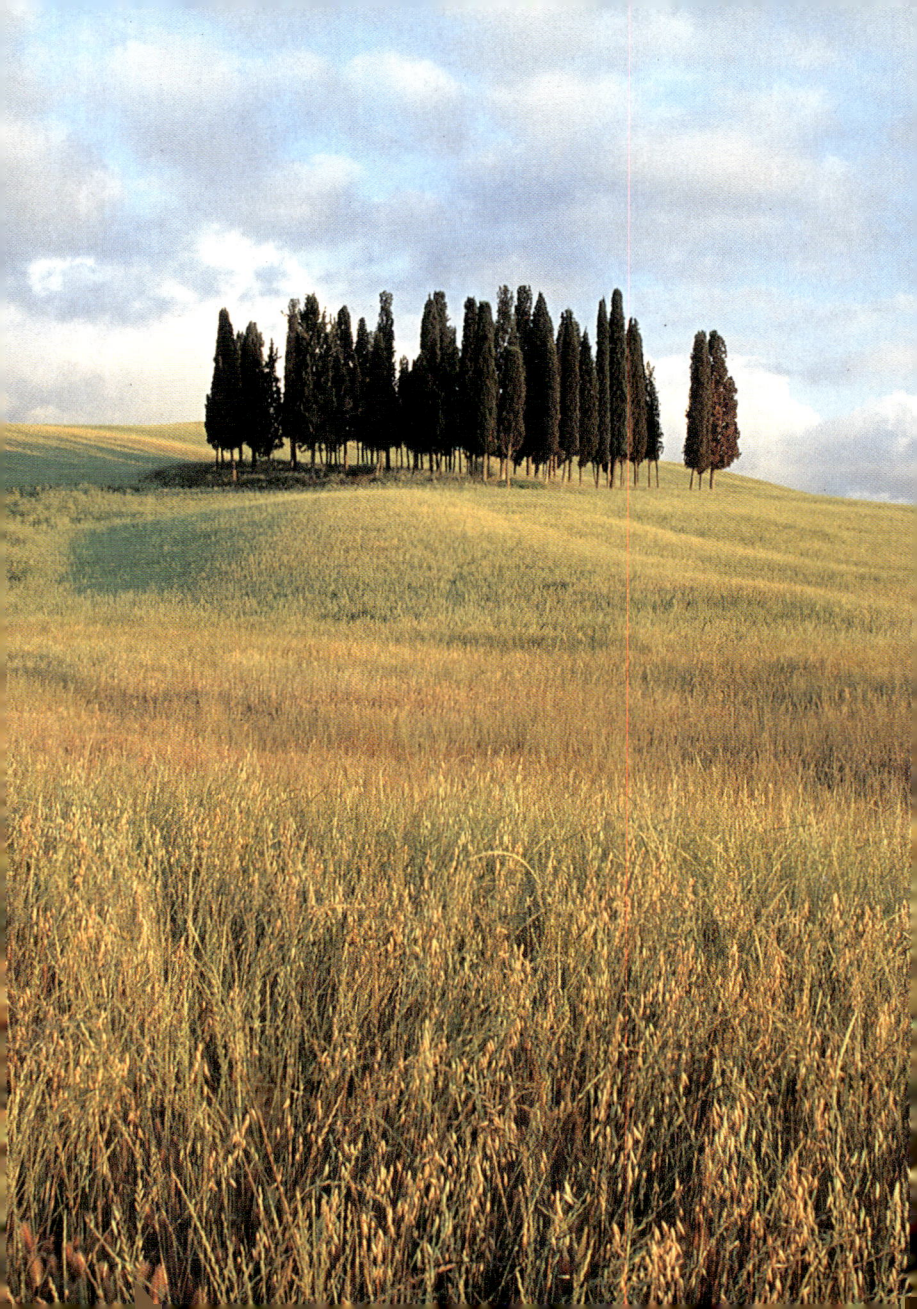

**Kleine Pausen
wecken die Erinnerung
an eine Zeit, in der
das ganze Leben eine
Pause war.**

Ein Danke

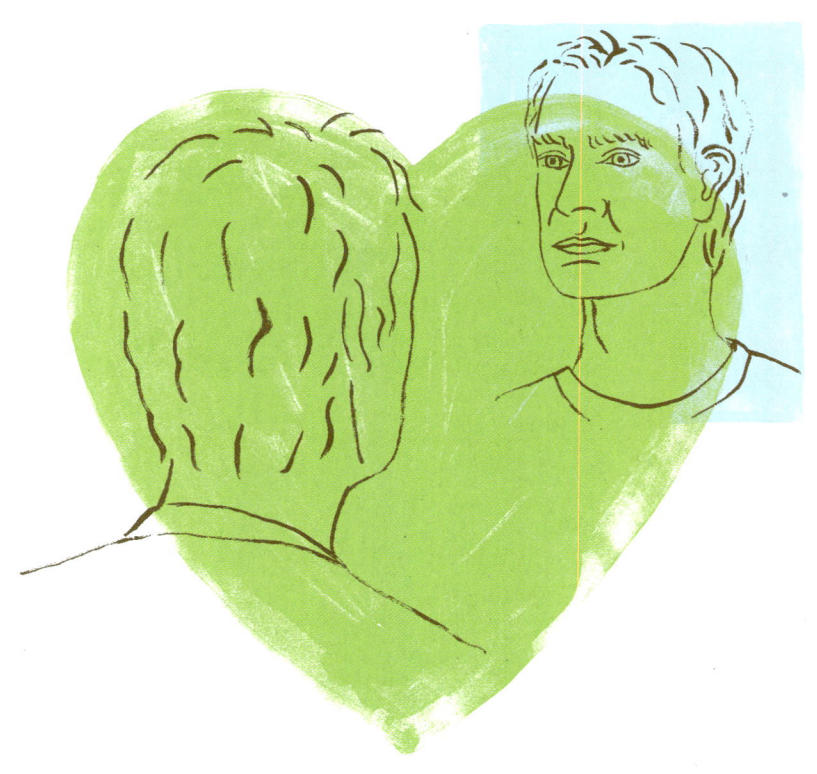

Suchen Sie sich für diese Übung einen
Raum, in dem Sie für ein paar Minuten unge-
stört sind und wo sich ein Spiegel befindet.

Stellen Sie sich davor und betrachten Sie
sich für den Zeitraum dieser kleinen Pause
mit den Augen eines staunenden Kindes.

Was Ihnen jetzt entgegenschaut,
ist pures gelebtes Leben.

Was geschieht dabei mit Ihnen? Es ist
nichts zu tun, außer wahrzunehmen. Dann erst
verneigen Sie sich vor Ihrem Spiegelbild.

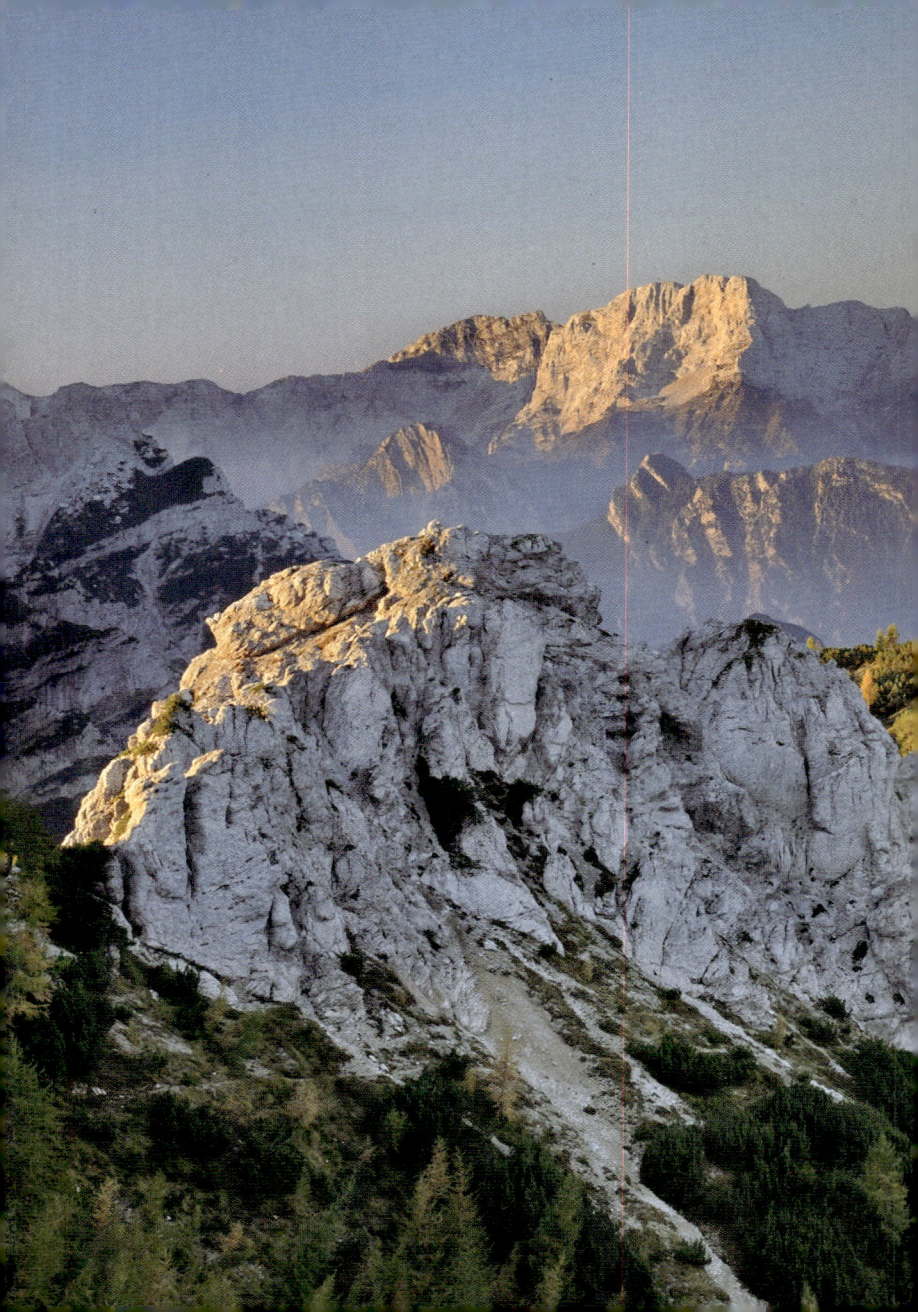

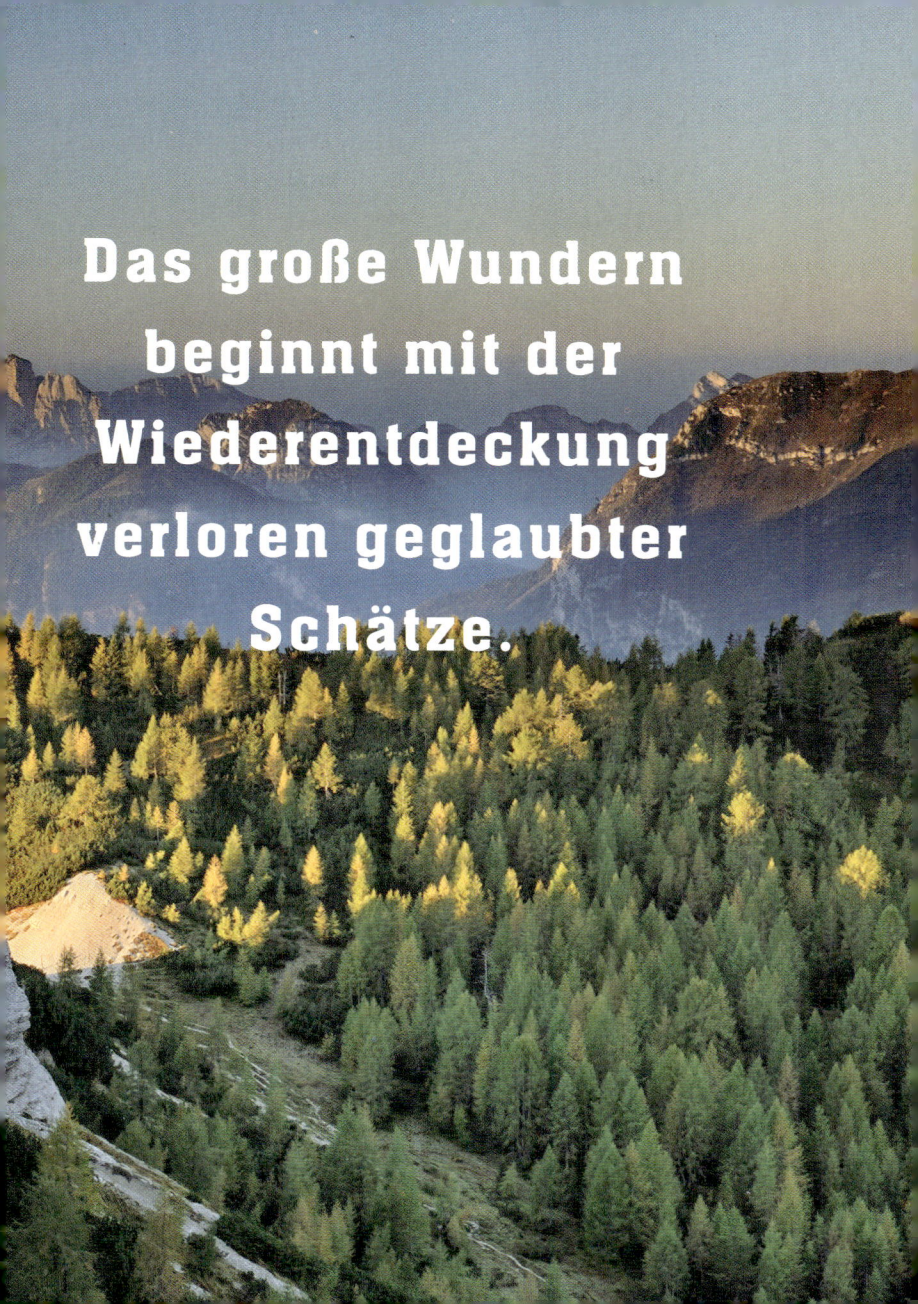

Das große Wundern
beginnt mit der
Wiederentdeckung
verloren geglaubter
Schätze.

Die Körperreise

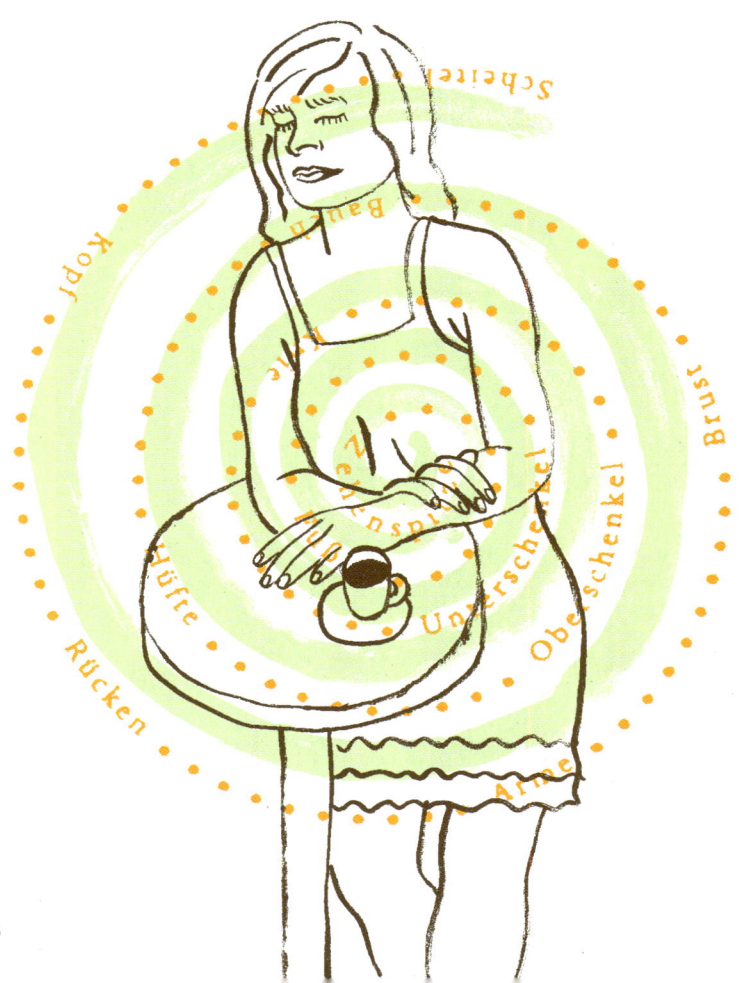

Bleiben Sie bei Ihrer nächsten Espressopause
bewusst stehen. Richten Sie Ihr Bewusstsein auf Ihre
Zehenspitzen. Wahrnehmen, ohne zu bewerten.

Wandern Sie dann bewusst nach oben zu den
Unterschenkeln. Wahrnehmen, ohne zu bewerten.

Gehen Sie weiter nach oben zu den
Knien, Oberschenkeln, Hüften. Immer wahrnehmen, ohne zu bewerten.

In dieser Weise gehen Sie auf Körperreise
über den Bauch, die Brust, die Arme und die
Schultern, bis Sie am Scheitel oben ankommen.

**Immer nur wahrnehmen,
ohne zu bewerten.**

Die Körperreise

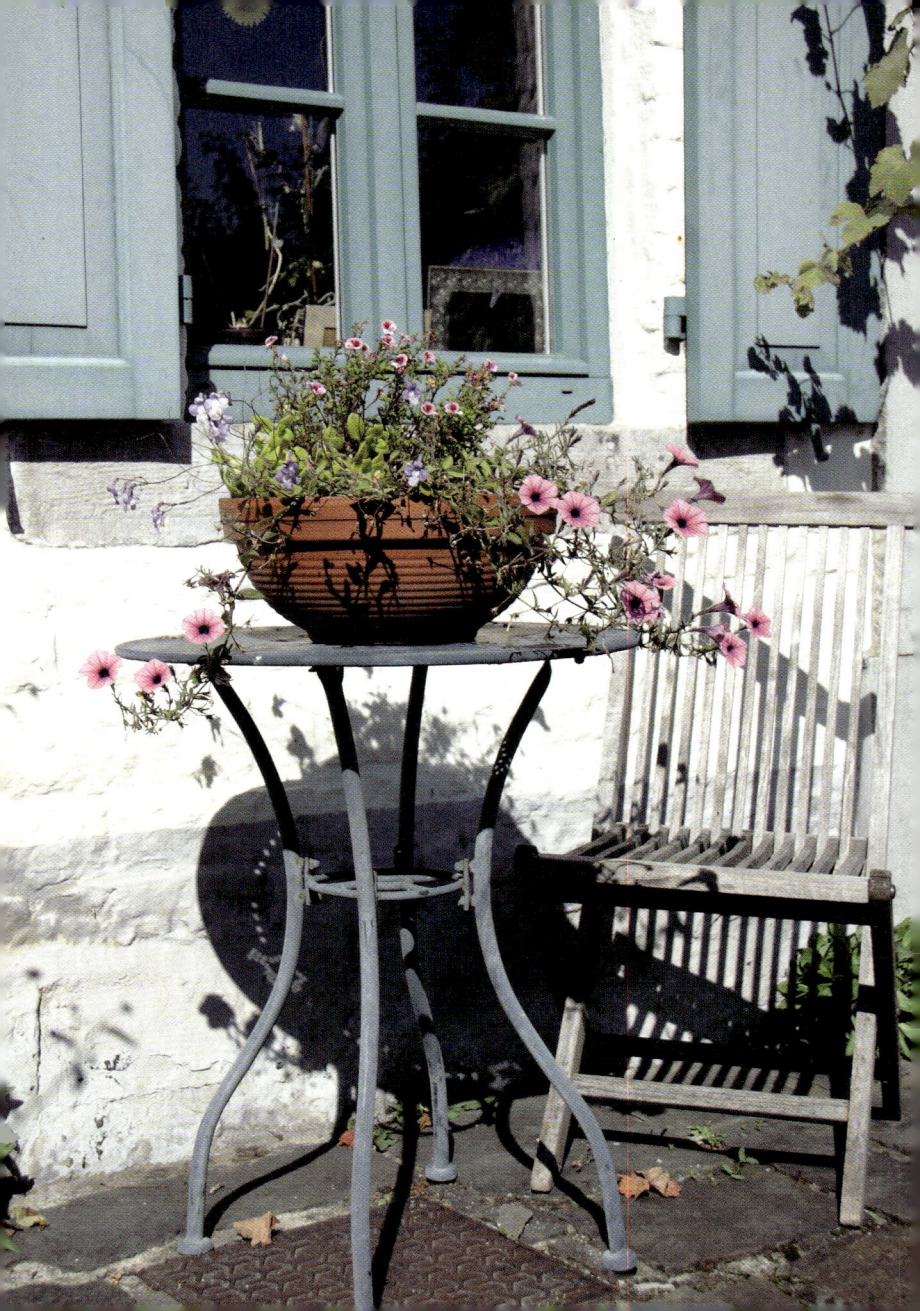

Wenn wir aufhören
zu suchen, finden
wir das, was wir
wirklich brauchen.

Das Öffnen Ihres Himmelstors

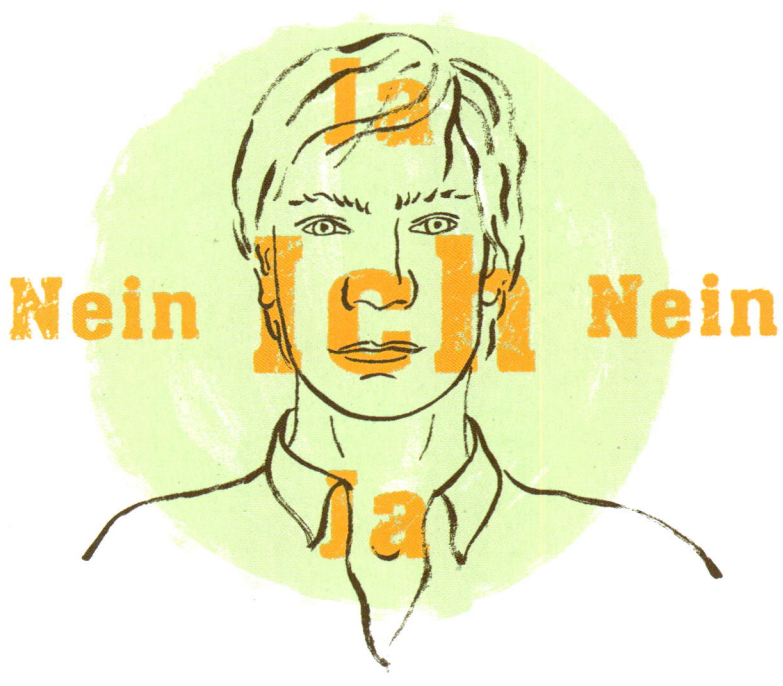

Wir tragen alle fremde Lasten auf unseren Schultern, weil wir nicht frei entscheiden können, wann wir ja oder nein sagen. Diese Lasten machen uns kleiner, als wir wirklich sind. In dieser Übung geht es deshalb um ein neues Selbstbewusstsein. Ihre Füße stehen parallel und schulterbreit nebeneinander. Die Knie locker. Schultern und Hals entspannt. Der Kopf ist zentriert.

Versuchen Sie, Ihren Kopf langsam nach vorn zu beugen, so als würden Sie nicken. Ganz langsam und achtsam. Dann kehren Sie wieder in die Ausgangslage zurück. Wiederholen Sie das Nicken einige Male ganz langsam. Nun üben Sie das Nein mehrmals. Auch ganz vorsichtig und langsam. Zuletzt üben Sie das Schulterkreisen vorwärts und rückwärts. Auch das ein paar Mal.

Das Öffnen Ihres Himmelstors

Wie wir dem
Geheimnis des Lichts am
besten im Regenbogen
begegnen, kommen wir
dem Geheimnis unseres
Lebens am besten in den
Pausen auf die Spur.

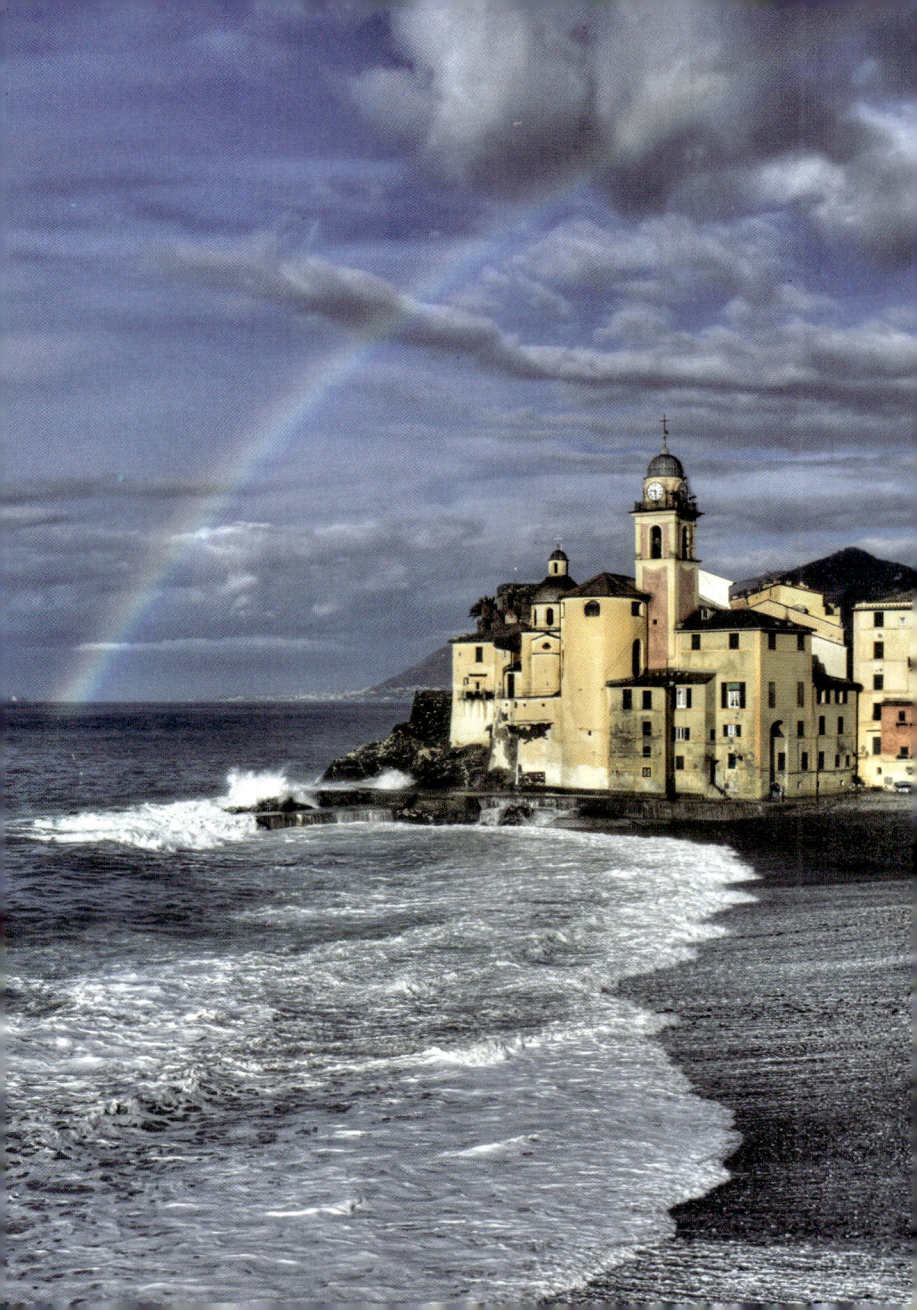

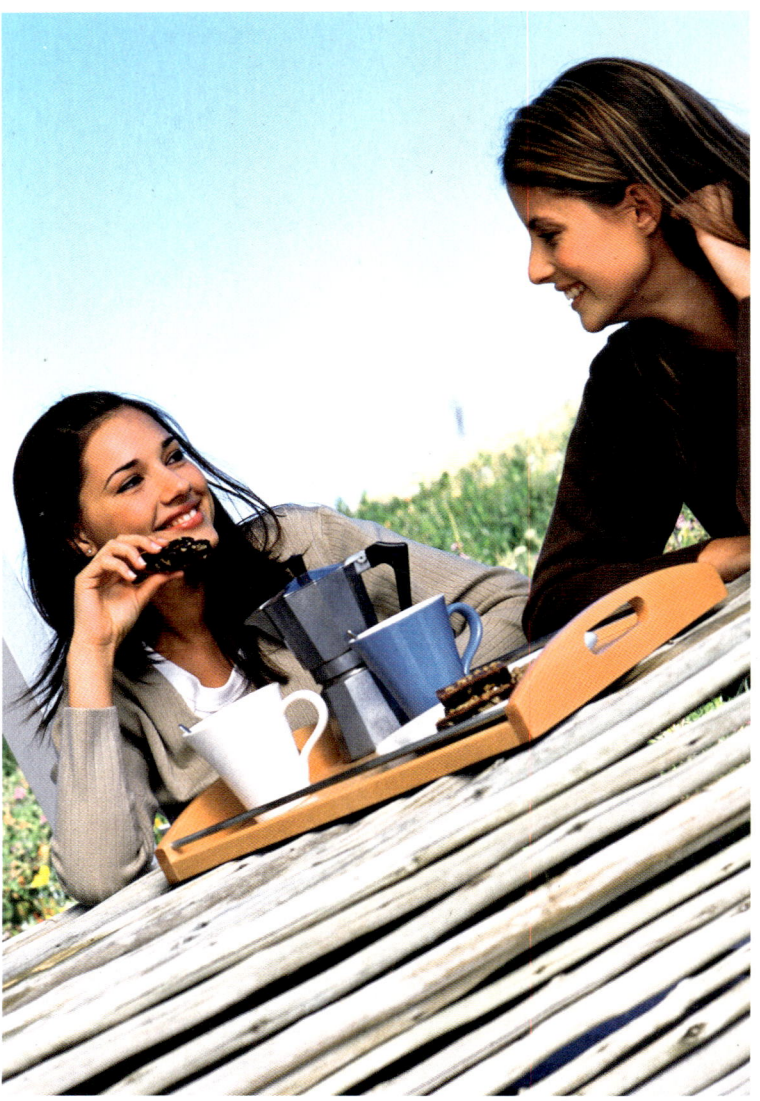

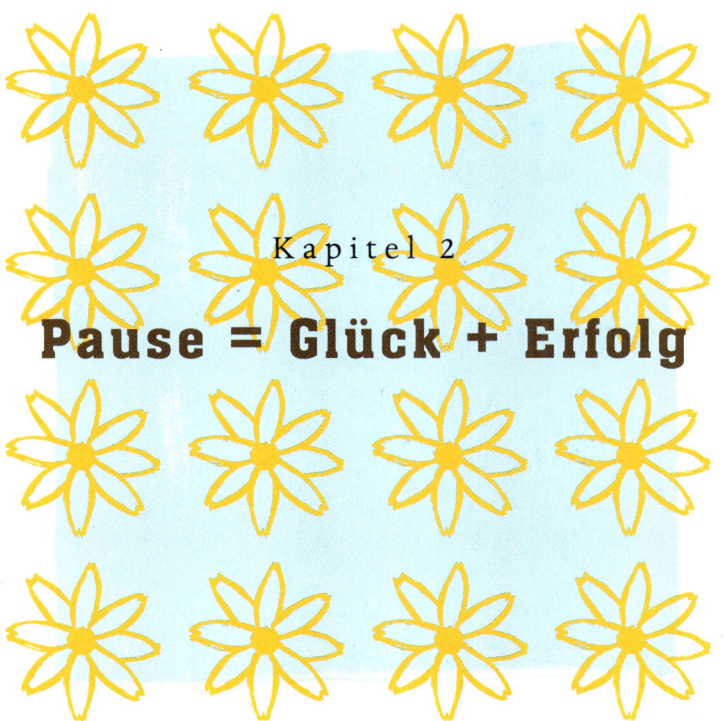

Kapitel 2

Pause = Glück + Erfolg

Wie werde ich erfolgreich und zugleich glücklich?

Du glaubst, wie so viele andere Menschen, dass du dem Leben etwas schuldig bist. Du glaubst sogar, etwas Besonderes sein zu müssen. Das haben dir die eingeredet, von denen du geliebt werden möchtest. Deshalb arbeitest du pausenlos daran, erfolgreicher als andere zu sein. Wie will eine Tulpe erfolgreicher sein als eine Nelke? Wenn alles unvergleichbar anders ist und einmalig schön, wenn die Natur kein Maß dafür kennt, ob etwas nützlicher ist als das andere, wem steht es dann zu, zu vergleichen?

Was also hat dich unglück-
lich gemacht? Das pausenlose
Vergleichen. Und wie wird
dein Leben wieder glücklich?
Wenn du mit dem unsinnigen
Vergleichszwang aufhörst.
Dein Leben ist ein bedingungs-
loses Geschenk der Liebe,
wie jedes Leben. Also lebe
es so, wie es ist!

Pausen? Wozu?

Nur im Verweilen öffnen wir uns für neue Antworten und neue Erfolge. Nur im Verweilen findet uns das Glück.

Selbst wenn sich der Erfolg vor uns versteckt oder uns davongelaufen ist, finden wir ihn in der Pause. Aber auch wenn wir uns auf der Jagd nach Erfolg ganz fremd geworden sind, können wir uns in einer kleinen Espressopause wieder näher kommen.

In den Pausen lernen wir, wieder frei zu entscheiden, ob wir uns weiter Fremder oder Feind oder Freund sein wollen. Es geht in diesen kleinen Pausen darum, bewusst das einzusammeln, was wir im Alltag verstreut haben. Pausen schaffen Raum für neue Antworten.

Auch Erinnern braucht Unterbrechungen, ein Innehalten, ein Verweilen, damit wir eine neue Sicht und eine neue Einsicht bekommen. Nur dann sind neue Antworten auf alte Sinnfragen möglich, die zu neuen Lebenseinstellungen führen.

Unter Erwartungsdruck schwindet die
Freude am Erfolg. Aber Freude ist nicht
nur für die Gesundheit wichtig.

Wir verlieren uns, um uns wieder finden zu
können. Dieses Spiel nennen wir Erwachsen-
werden. Wirklich erwachsen sind wir aber
erst, wenn wir wieder spielen können. Spiel'
mit deinen Möglichkeiten, probier' aus, was dir
Freude macht, nimm' das Scheitern in Kauf.

Scheitern gehört zum Leben. Sammlen wir
Erfahrungen wie Samenkörner ein. Sammeln
ist mindestens so wichtig wie das Zerstreuen.
In den Pausen verarbeitet unser Gehirn diese
Erfahrungen. Nur so lernen wir richtig!

Pausenfragen

Wo ist der, der ich mal war?
Wo ist der, der alles wusste?
Wo ist der, der all das tat,
was er nicht musste?

Wo ist der, der fliegen wollte?
Wo ist der, der sich viel traute?
Wo ist der, der immer sollte, und
lieber in die Freiheit schaute?

Wann werd' ich wieder neu geboren
als der, der ich im Tiefsten bin?
Bin ich denn schon ganz verloren
oder find' ich zu mir hin?

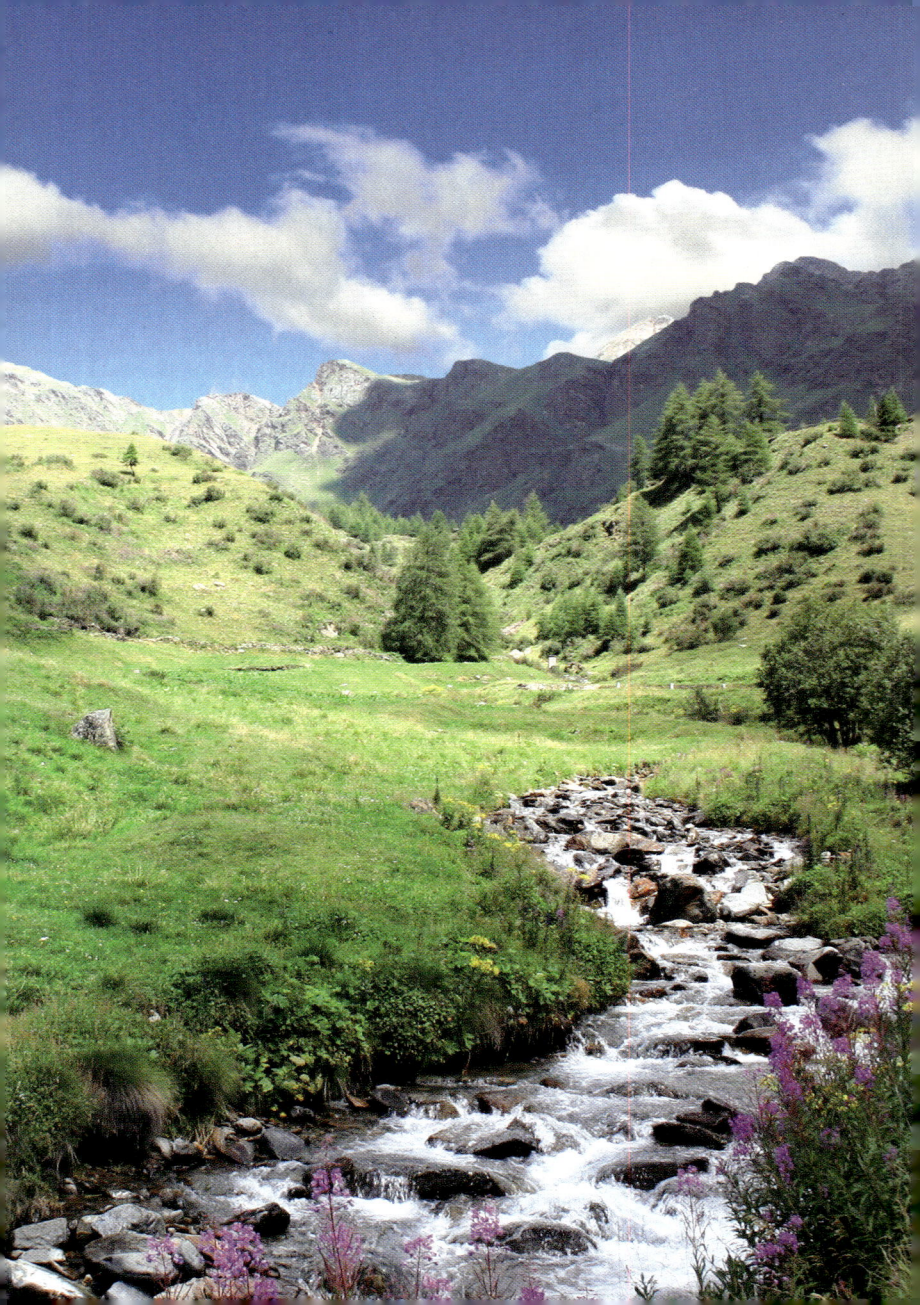

Wo finde ich das große Geheimnis der kleinen Pausen?

Das große Geheimnis der kleinen Pausen
ist schon da, du erkennst es nur nicht.
Schau, wie die Menschen stehen, verspannt
und in Habachtstellung, ein paar Sekunden
verschenkte Pause. Schau', wie jemand atmet,
pausenlos ein und aus, ein und aus. Dazwischen
viele verschenkte Pausen. Schau', wie sie ihren
Espresso trinken: redend, telefonierend, hastig.
Vergeudete Gelegenheiten für viele kleine
Pausen. Dabei wären gerade diese kleinen
Pausen so wichtig, um wieder Regisseur
seines eigenen Lebens zu werden.

Regisseur seines eigenen Lebens wird aber nur, wer mit Geheimnissen leben kann. Jeder von uns hat einen großen Traum, den er in seinem Leben verwirklichen will. Und jetzt sind wir schon bei einer besonderen Erkenntnis: Das ganze Theater, das wir uns und den Menschen um uns herum vorspielen, dient nur dazu, diesen Lebenstraum zu finden und zu verwirklichen. Unser gesamtes Herzblut soll in die Verwirklichung dieses Lebenstraums fließen. Dieser große Traum ist für viele der heilige Gral aus der Parzival-Geschichte. Für andere ist er der verlorene Schatz nach dem wir ein Leben lang suchen.

Unser innerer Regisseur sehnt sich danach, diese Suche auch zu einem guten Ende zu bringen.

Das glückt aber nur, wenn alle Teile unserer Persönlichkeit mitspielen dürfen. Jeder Teil zu seiner Zeit und seiner Bedeutung entsprechend. Um dies zu verstehen, brauchen wir die kleinen Pausen.

Echte Pausen, und das ist sehr wichtig, sind Zeiten, in denen wir unsere verstreuten Kräfte wieder einsammeln. Kräfte, die wir für die Liebe und das Leben brauchen, so wie einen guten Espresso.

Wann ist ein Mensch frei?

Als Antwort verrate ich dir ein Geheimnis,
es ist das Geheimnis der Sonne. Es soll Leute
geben, die wollen nicht von anderen abhängig
sein, so wie der Mond vom Sonnenlicht.
Sie wollen aus sich heraus strahlen und ihren
eigenen Weg gehen. Sie machen sich selbstständig
und erfüllen ein Leben lang doch nur fremde
Erwartungen. Sie glauben, nur weil sie, wie der
Mond, bewundert werden, hätten sie es geschafft.

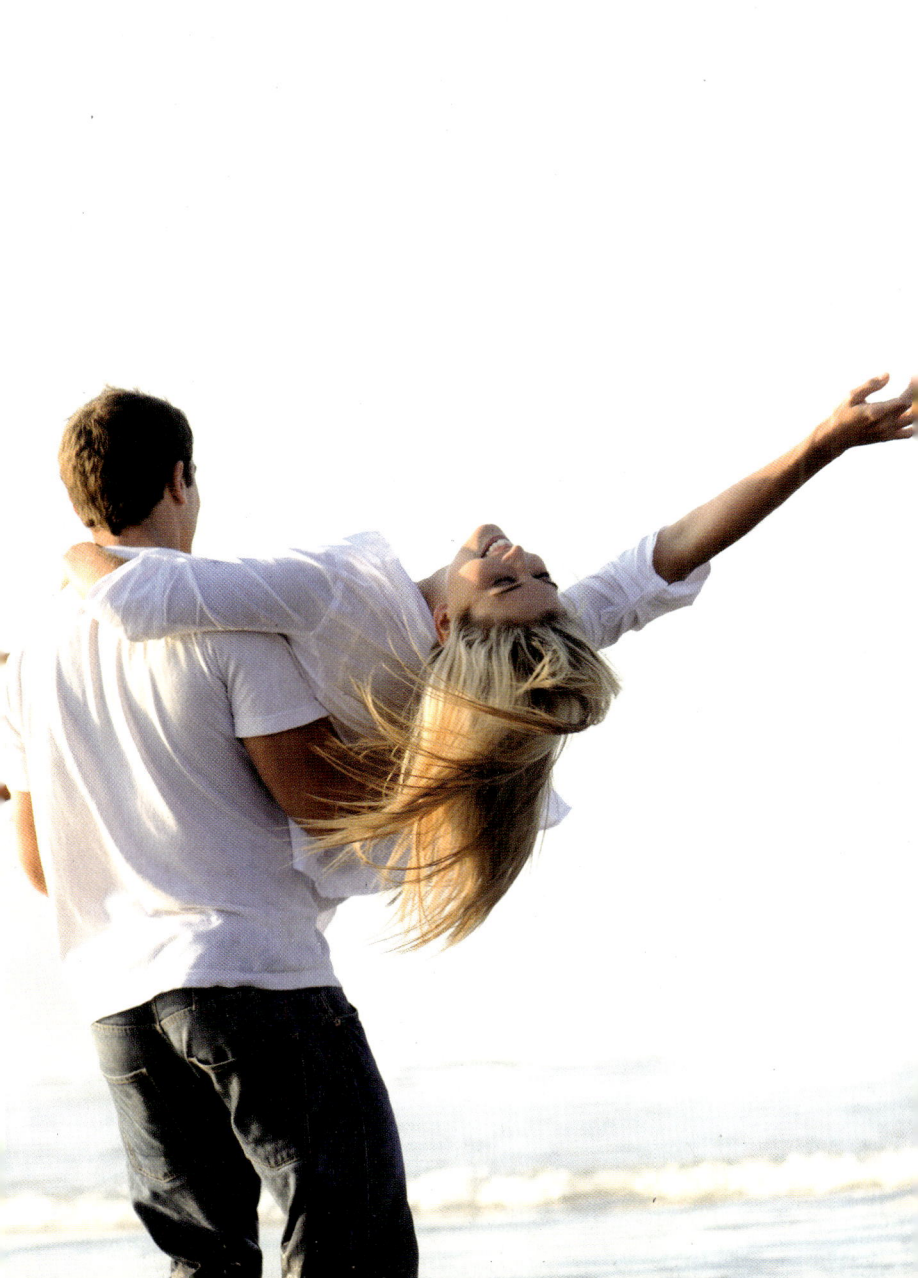

Aber was ist der Mond ohne das Sonnenlicht?
Was ist ein Mensch, der von der Bewunderung
anderer lebt, ohne seine Bewunderer?

**Wer seinen eigenen Weg gehen
will, der muss erst lernen, auf
eigenen Beinen zu stehen.**

Darüber hinaus muss er lernen, mit den
Erwartungen anderer spielerisch umzugehen.
Daran scheitern die meisten Menschen.
Zwischen Zwang und Spiel liegt das Glück.

Kleine Pausen zwischendurch
ermöglichen dir neue Spielräume, in
denen du dich ausprobieren kannst,
ohne etwas leisten zu müssen.

Lerne in diesen Spielräumen deine Sehnsucht wieder zu spüren. Lass dich von deiner größten Sehnsucht zu deiner wahren Größe tragen. Erst dann wirst du tatsächlich erfolgreich werden. Nur so bist du deine eigene Sonne. Nur dann stehst du wirklich zu dir und hast einen eigenen Standpunkt. Wer das Stehen nicht lernt, wird nie zu sich selbst stehen können – und sein Leben nie wirklich leben.

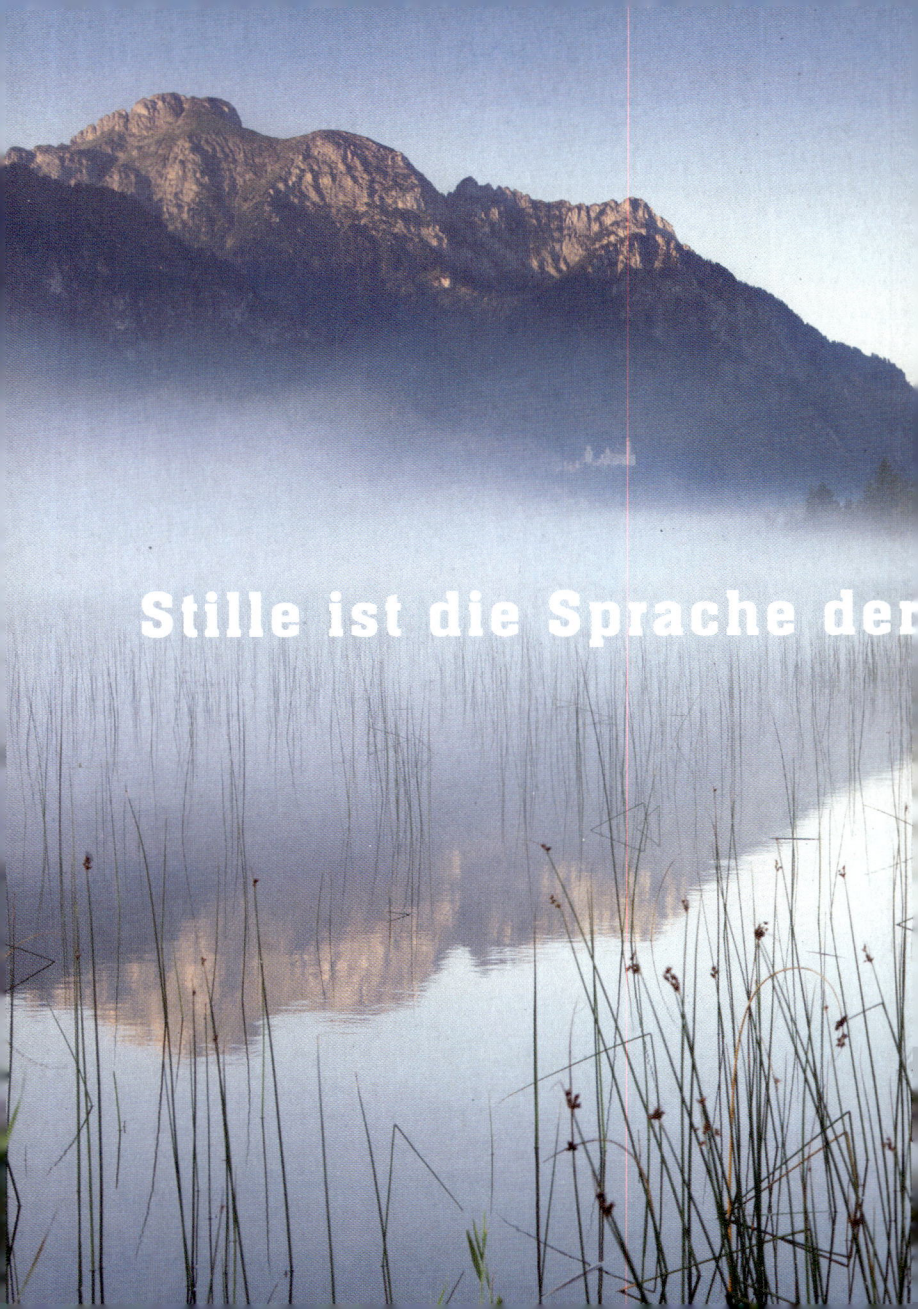

Stille ist die Sprache der

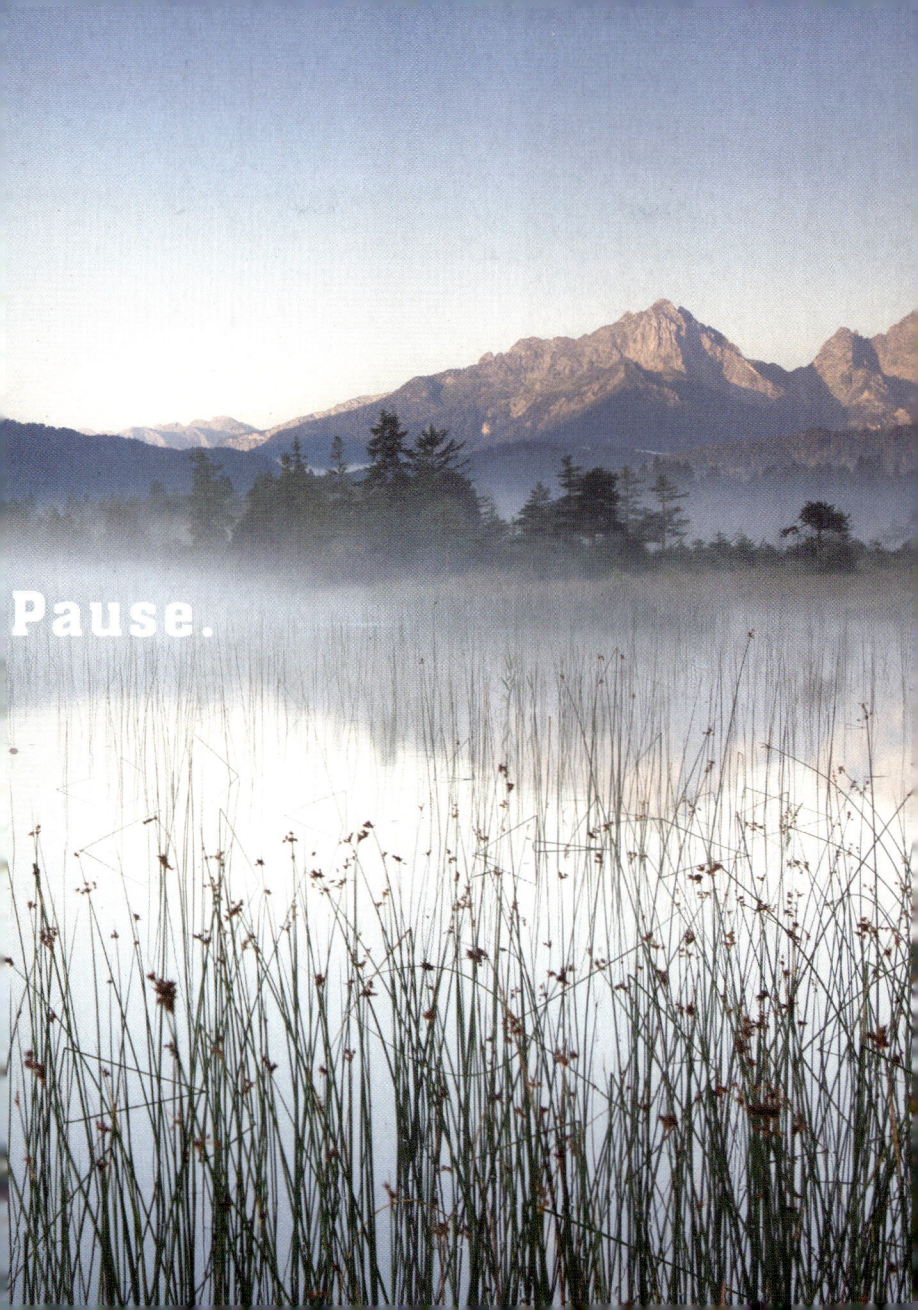

Pause.

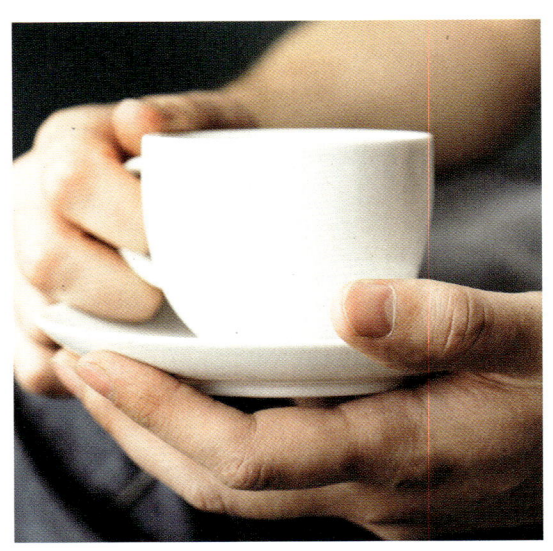

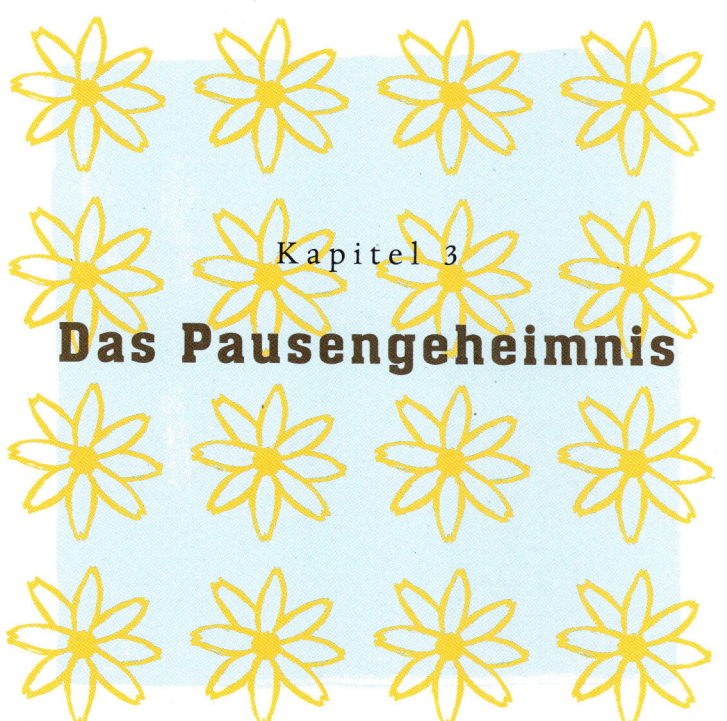

Kapitel 3

Das Pausengeheimnis

Pausen sind zum Sammeln da – nicht zum Zerstreuen.

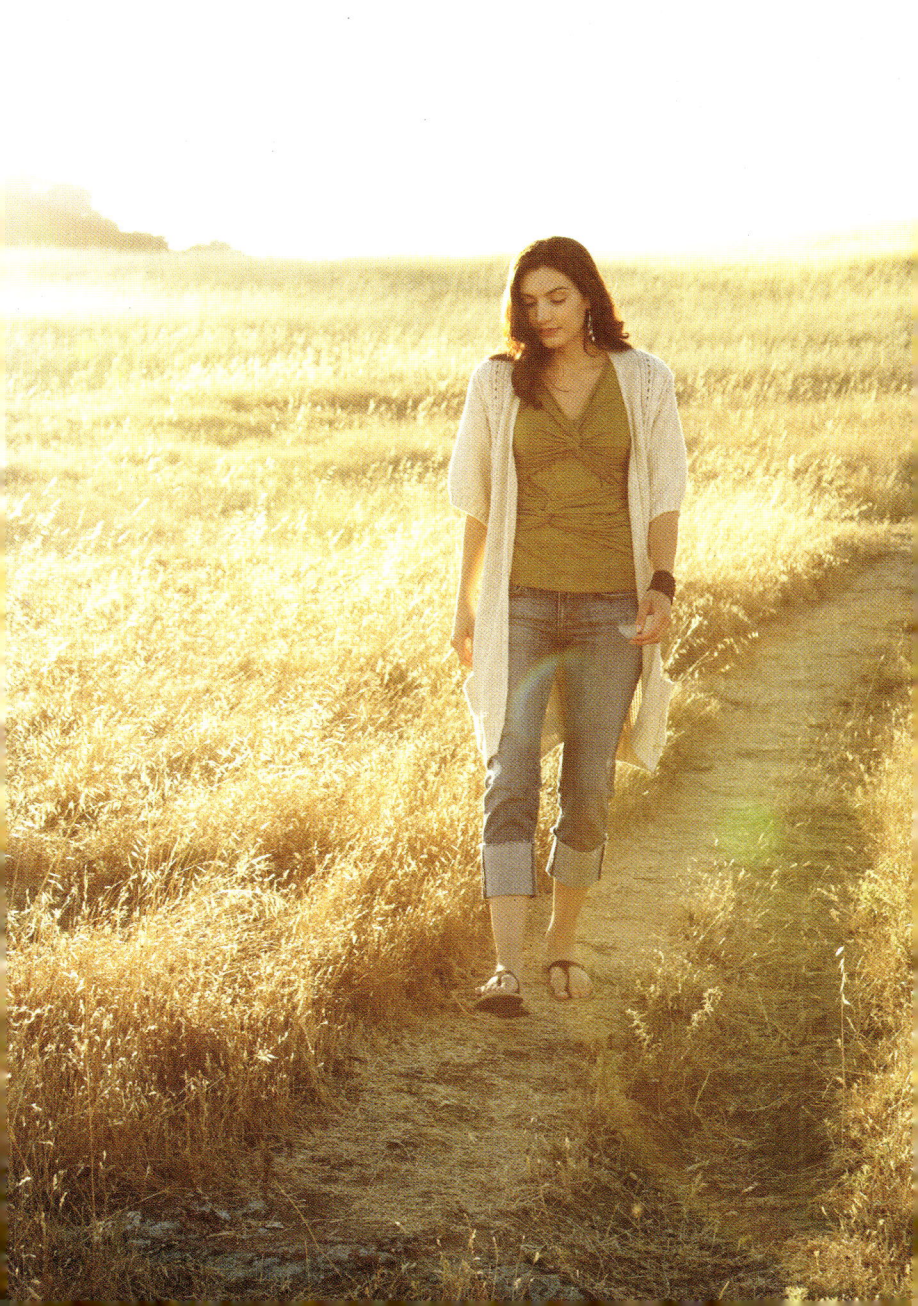

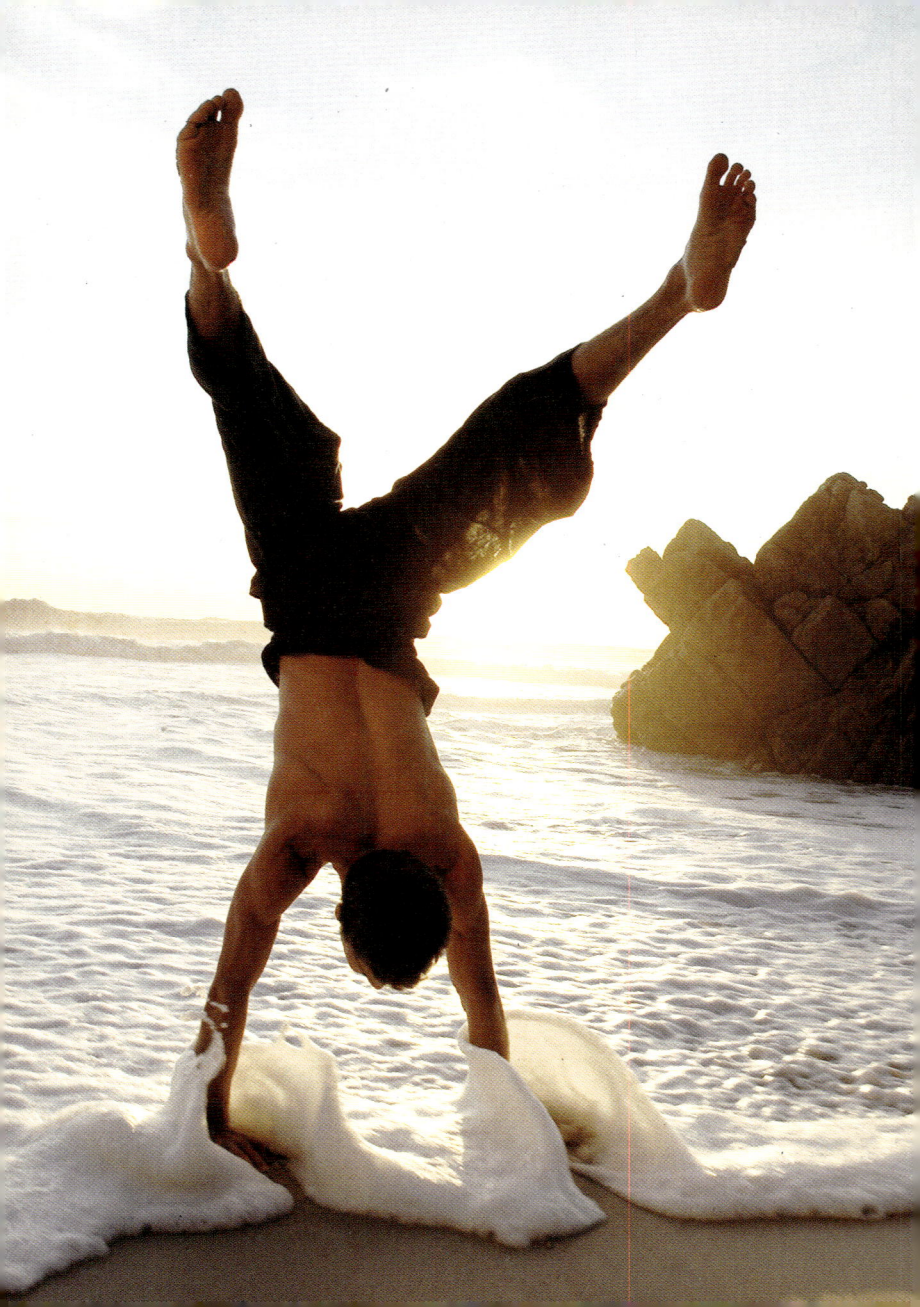

Kleine Pausen ermöglichen dir neue Spielräume.

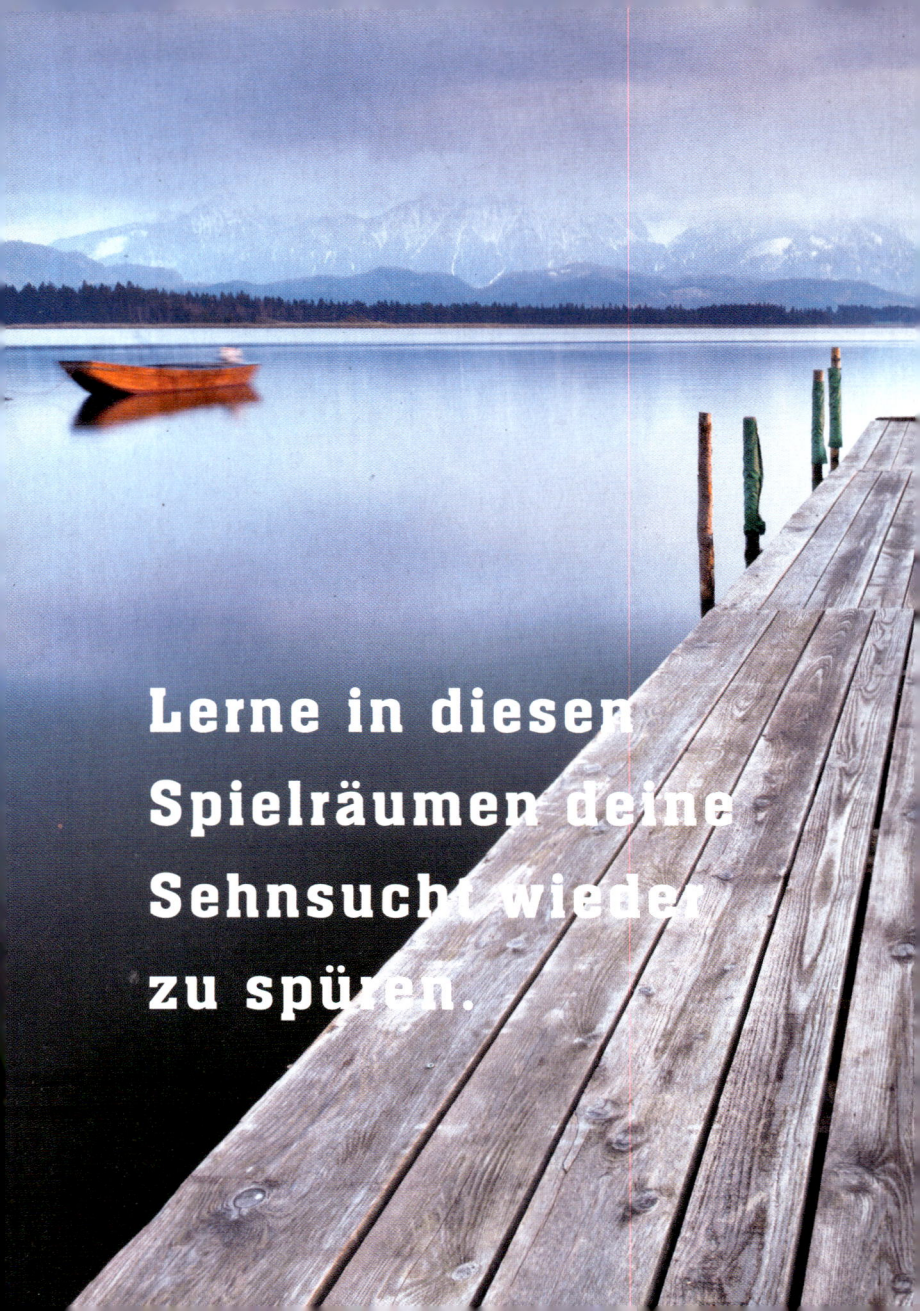

Lerne in diesen
Spielräumen deine
Sehnsucht wieder
zu spüren.

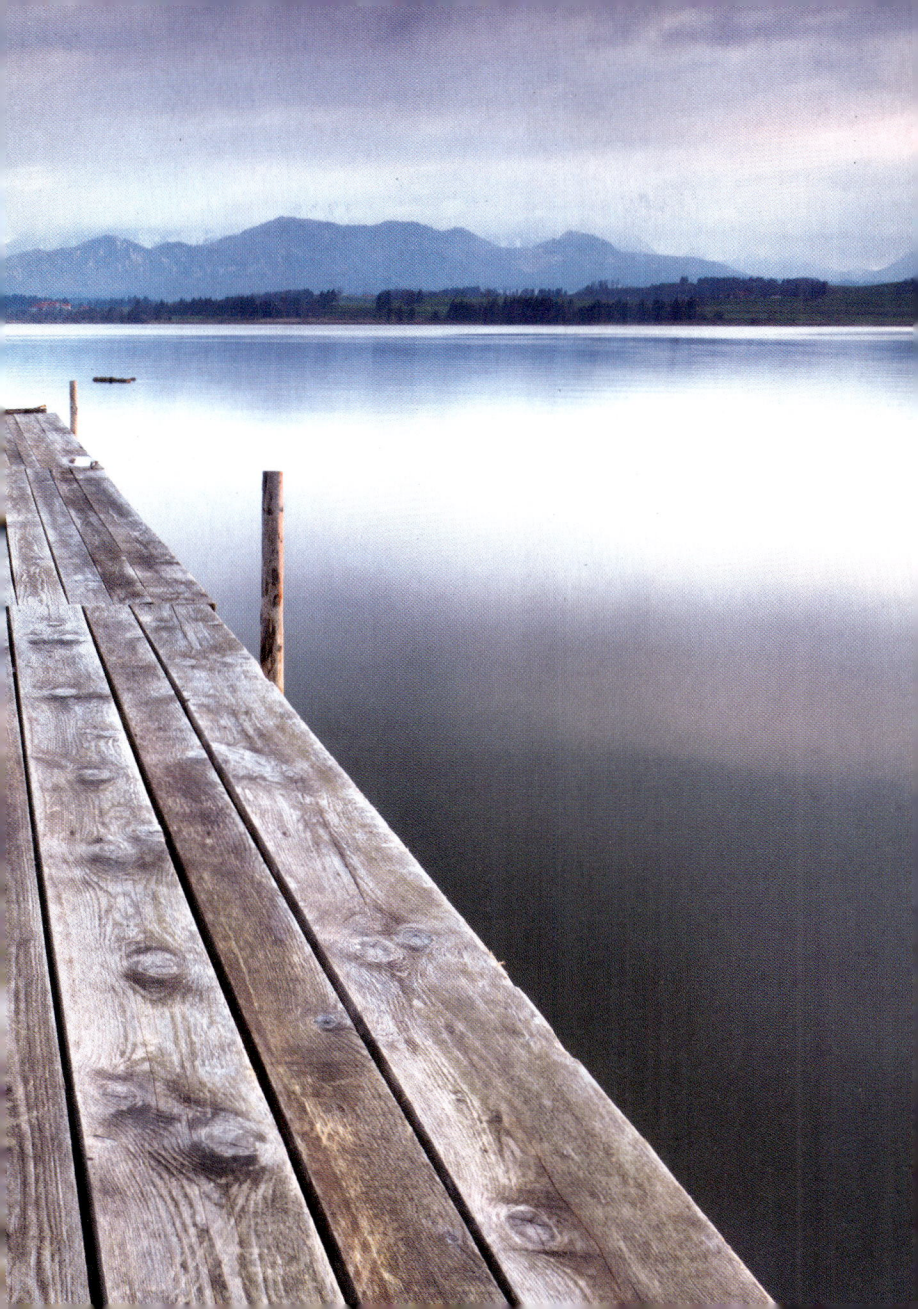

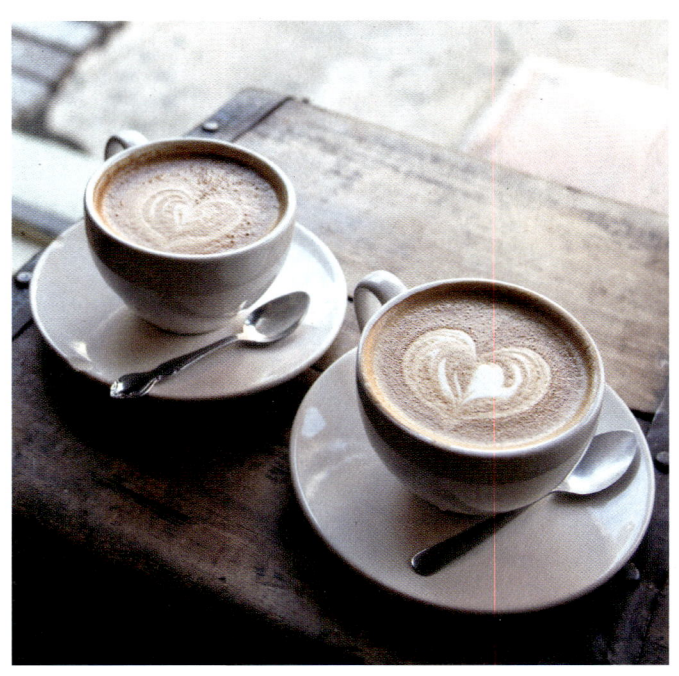

Ohne dich ist die Welt unvollständig, und ohne die Welt bist es auch du.

Dass dies so ist, erkennst du nur in den Pausen.

Jeder ist selbst verantwortlich für sein Leben.

In den kleinen Pausen wird uns bewusst, dass wir auch Verantwortung für das große Leben haben.

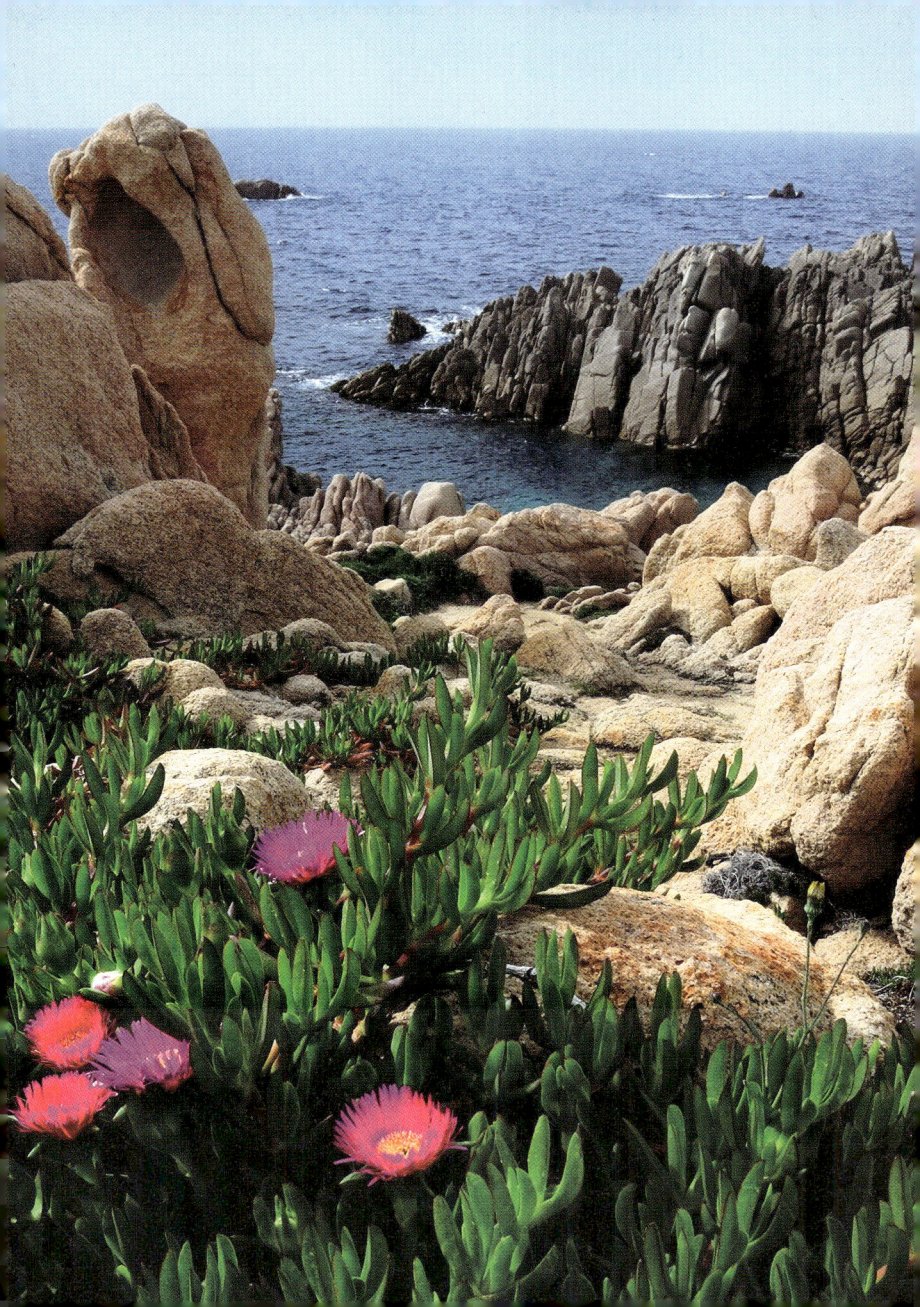

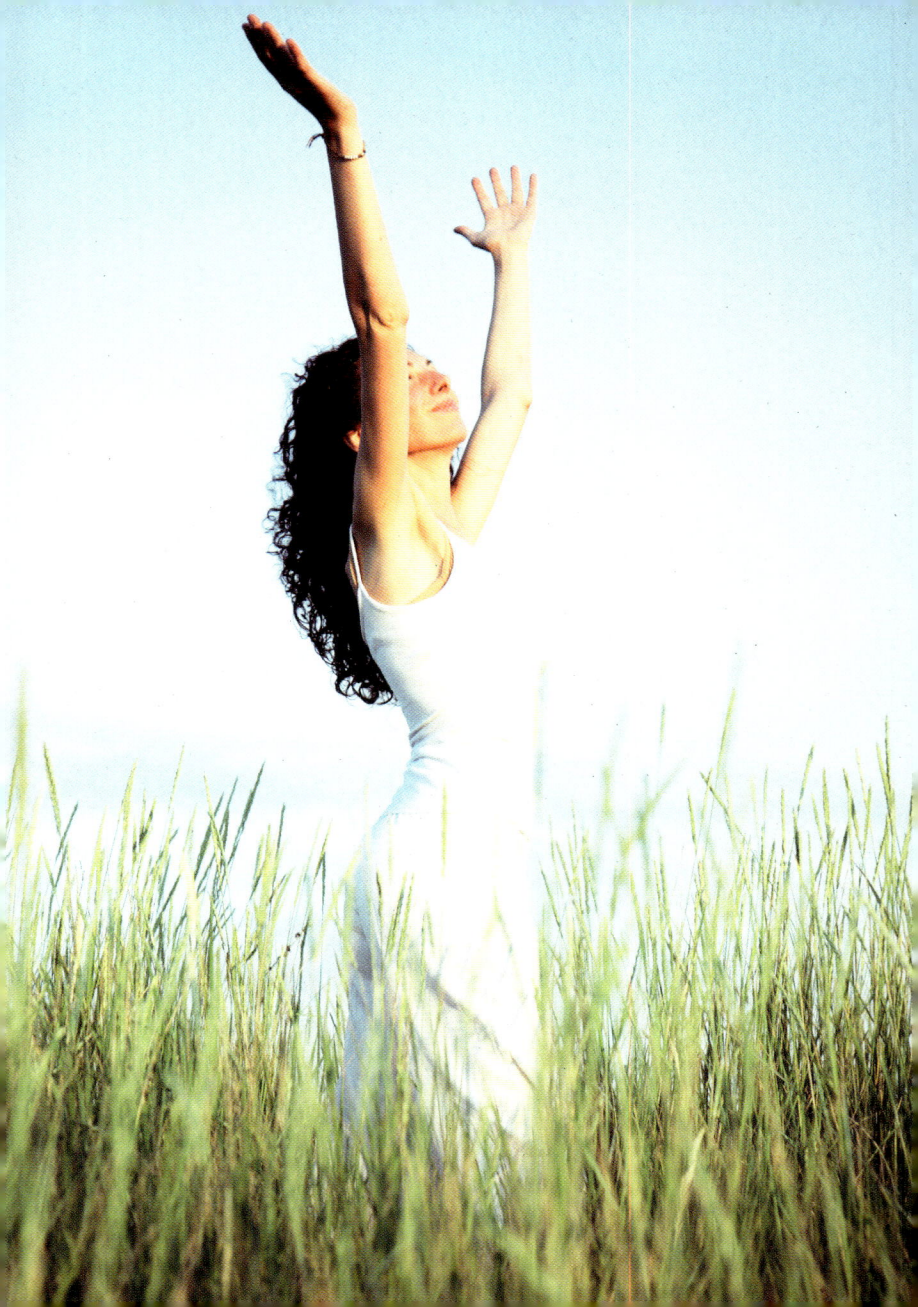

*Du bist genau
richtig, so wie du bist.*

**Genieße dich immer
wieder neu in den
kleinen Pausen.**

Was du festhältst, verlierst du.

Pausen lehren dich, immer wieder loszulassen, damit du vom Schicksal neu beschenkt werden kannst.

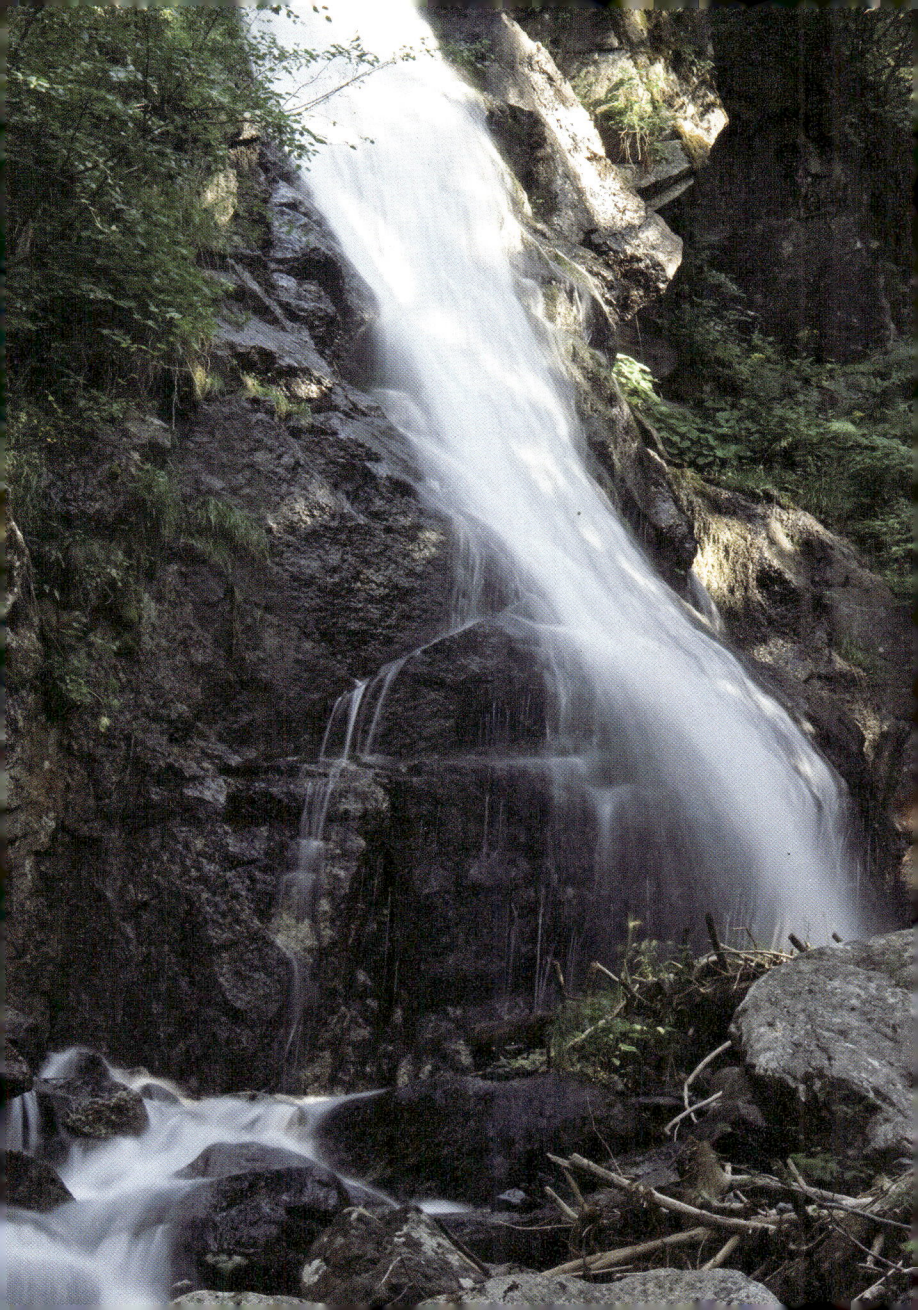

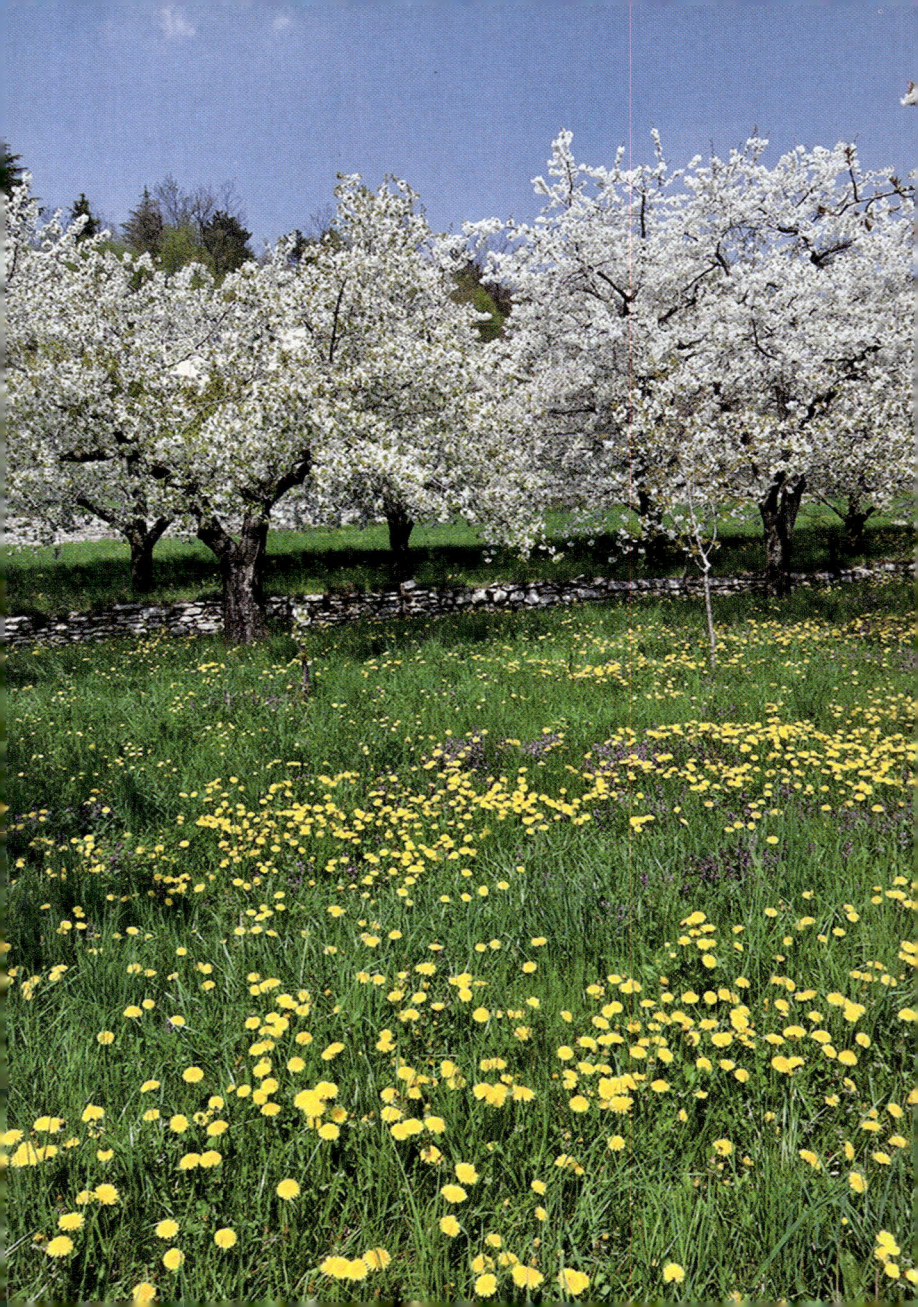

*Werde der, als
der du gedacht bist.*

**Pausen sind wie
kleine Heldenreisen.**

*Sie führen dich zu
deiner wahren Aufgabe.*

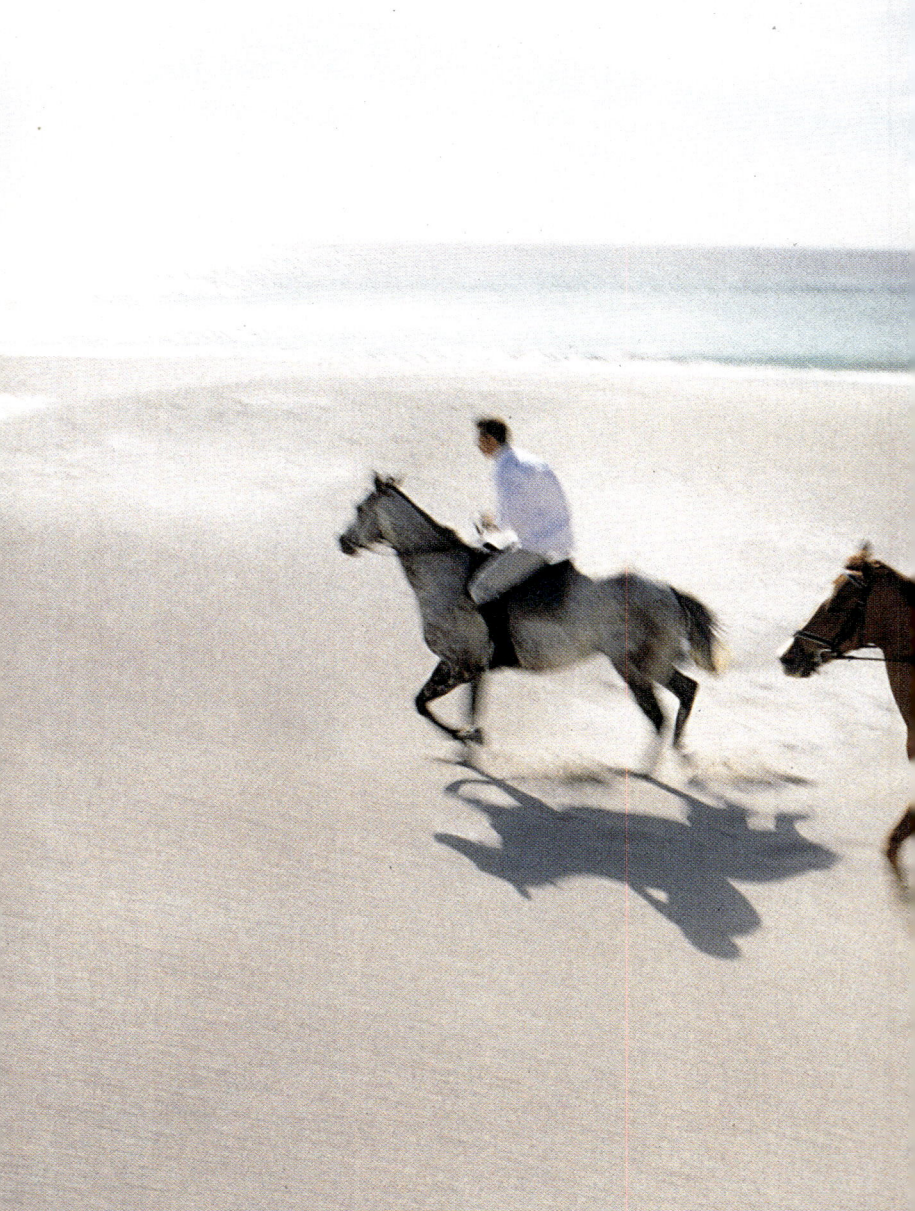

Glück ist das Geschenk der Zufriedenheit, und Zufriedenheit ist das Geschenk der Pause.

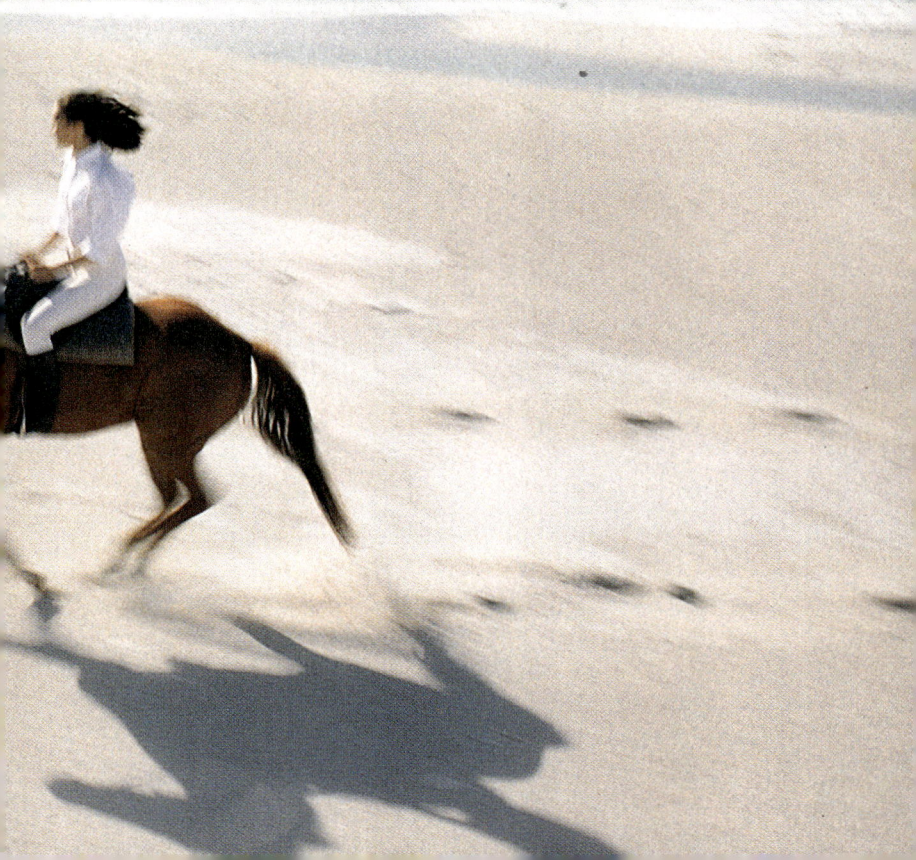

Am Atem
erkennst du, ob ein
Mensch lebt oder
gelebt wird.

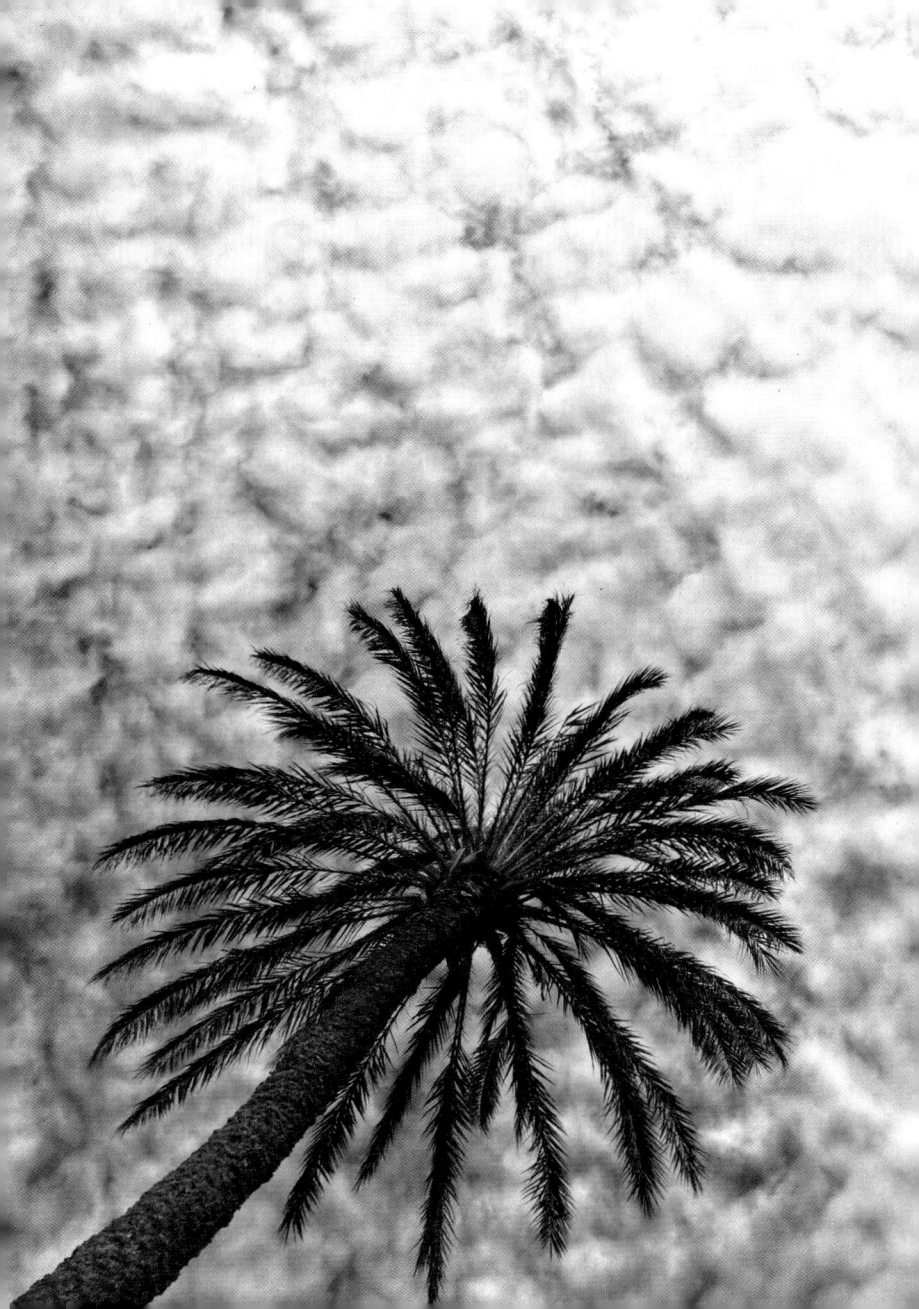

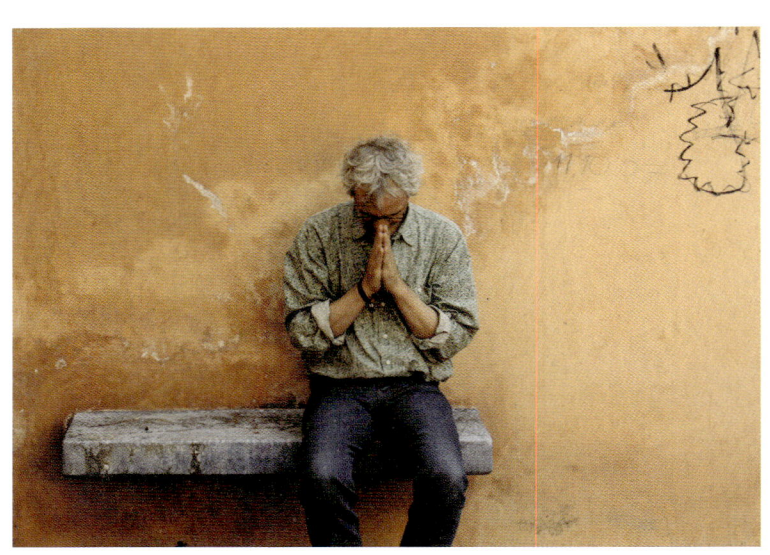

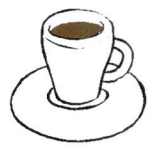

Das größte Geschenk

der Pause ist ein von

Wertschätzung erfülltes

DANKE!

Impressum

Hans Kreis

Das große Geheimnis der kleinen (Espresso-)Pause

© J. Kamphausen Verlag & Distribution GmbH, Bielefeld 2011
info@j-kamphausen.de
Lektorat: Stephanie Ehrenschwendner
Cover-/Innenseitengestaltung und Illustrationen: Uwe Müller, Hamburg

Druck & Verarbeitung: fgb, freiburger graphische betriebe

www.weltinnenraum.de

1. Auflage 2011

Bibliografische Information der Deutschen Nationalbibliothek
Die Deutsche Nationalbibliothek verzeichnet diese Publikation
in der Deutschen Nationalbibliografie; detaillierte bibliografische Daten
sind im Internet über http://dnb.d-nb.de abrufbar.

ISBN 978-3-89901-357-3

Bildnachweis

Vivere la pausa!

Wenn Sie auf den Geschmack gekommen sind und mehr über das Geheimnis der kleinen Pause wissen wollen:

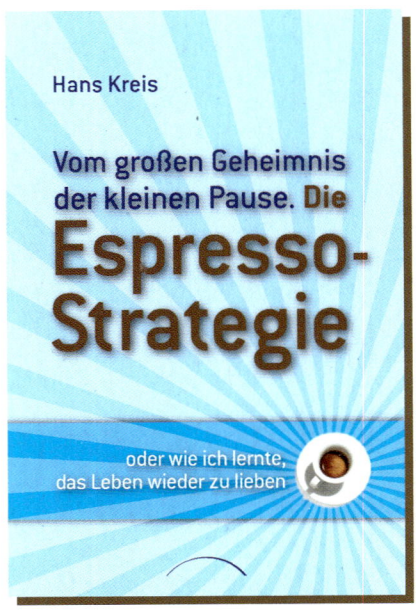

Vom großen Geheimnis der kleinen Pause

Die Espresso-Strategie - oder wie ich lernte, das Leben wieder zu lieben.

ISBN: 978-3-89901-333-7, S. 180, € 14,95

Wenn Mäuse-Manager der Veränderungen
müde werden, ist es höchste Zeit für eine
neue Strategie: die Kunst der kreativen Pause.
Wer einmal gelernt hat, kleine Auszeiten klug
in Alltag und Beruf einzubauen, kann umso
erfolgreicher seinen Weg fortsetzen.

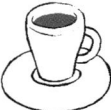

Ein Mann auf der Suche nach dem verlorenen
Geheimnis wahrer Entspannung, ein weiser Barista
und der Duft von Kaffee und „dolce far niente":
Hans Kreis zeigt mit seiner lebensklugen Espresso-
Parabel und zahlreichen Anregungen für die Praxis,
wie das „Aussteigen auf Zeit" Körper, Seele und
Schaffenskraft belebt und inspiriert – intelligent ge-
nutzte Pausen werden so zum Jakobsweg für all jene,
die ihr Leben entschleunigen und mehr zu sich selbst
finden wollen. Ein Wegweiser zu einer bewussten
Pausenkultur, der unbedingt bei einem guten Espresso
gelesen werden will. Wohlfühlfaktor 10 garantiert.